痴呆症与你：

护理与应对

罗斯·可胡恩　著

U0218443

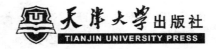
天津大学出版社
TIANJIN UNIVERSITY PRESS

图书在版编目(CIP)数据

痴呆症与你：护理与应对 / 罗斯·可胡恩著. —
天津：天津大学出版社，2017.3（2018.12 重印）
ISBN 978-7-5618-5797-7

Ⅰ.①痴… Ⅱ.①罗… Ⅲ.①老年痴呆症—护理
Ⅳ.①R473.5

中国版本图书馆CIP数据核字(2017)第052836号

出版发行	天津大学出版社	
地　　址	天津市卫津路92号天津大学内(邮编:300072)	
电　　话	发行部:022-27403647	
网　　址	publish.tju.edu.cn	
印　　刷	天津泰宇印务有限公司	
经　　销	全国各地新华书店	
开　　本	165mm×239mm	
印　　张	9.5	
字　　数	96千	
版　　次	2017年3月第1版	
印　　次	2018年12月第3次	
定　　价	28.00元	

本书编译委员会

著者：罗斯·可胡恩

译者（按姓氏拼音排序）：

    陈　思　黄月婵　简慧芳（首席译员）

    马阳阳　王　凯　张诗婕

校对（按姓氏拼音排序）：

    陈阳佳　杜宇飞　李金秋　刘萌媛

    张丽威

序

　　作为一名全科医生，我在澳大利亚我每天都会面对许多由于痴呆症盛行而带来的挑战。实际上不管是在澳大利亚还是在其他国家，我们对痴呆症所带来的挑战都只是初窥门径，我们未来要做的事情还很多，可谓"路漫漫其修远兮"。

　　罗斯·可胡恩博士的这本书多方面分析了痴呆症带来的问题，并探讨了解决办法。本书涉及面很广，从基本医疗问题到社会心理学、法律和家庭伦理等方面都有所涵盖。这不仅是一本学术著作，而且能为临床实践提供行之有效的支持和指导，照顾痴呆症患者的家属可以一读，专业护理人士也可从中获益。

　　可胡恩博士将严谨的科学研究和他自己那些暖心的实践经历融合了起来。这本书想了解痴呆症的人可以一读；需要照顾痴呆症患者的家属可以一读；痴呆症患者也可以一读。

大卫·亨特博士

全科医生

昆士兰青年挑战组织主席

能为罗斯的关于痴呆症书籍的中文版写序我深感荣幸。罗斯博士是健康领域的一位资深科学家。他一直想要"改变世界"，致力于研究和解决个人、家庭和社会面临的一些问题，如痴呆症、人口老龄化、吸毒，等等。

　　本书是在人口老龄化的大背景下，对痴呆症给个人和社会造成的问题的一些启发。痴呆症及其相关问题需要家庭、社会和政府行动起来共同解决，刻不容缓。

　　对于这个影响我们所有人的问题，罗斯提出的办法更佳，更人性化，成本更低。我十分荣幸能与罗斯相识并共事。我认为所有人都应该读读这本书。

巴里·兰达博士

全科医生、家庭医生

本书我已读了两遍！

这本书见解深刻，且易于理解，成书绝非易事。罗斯·可胡恩博士在此领域能力突出，他在书中介绍了痴呆症的基本概念，提出了有益的建议，而又不失幽默。

罗斯·可胡恩博士在书中反复强调了一些重点，这一做法非常明智。在第二次阅读中，我发现突出多样的观点和想法十分重要，能让这本书内涵丰富。

现在有很多家庭陷入了对痴呆症的迷茫中，本书会对这些家庭有很大的帮助。

凯·赫尔

澳大利亚国家药物咨询委员会主席

新南威尔士瑞福利纳国家党前成员

众议院家庭与社区服务委员会前主席

罗斯·可胡恩博士是慢性疾病预防与治疗方面的知名专家，也是一位心怀大爱的人。他非常关注中国的人口老龄化问题，他的书不仅可以帮助中国的痴呆症患者及他们的家人，而且对其他慢性病的防治也有很多启发。

身为一名医生和医学院教师，我有幸阅读此书，在此表示对罗斯的敬意。我曾在神经内科从事临床工作，目前在医学院担任病理生理学专业教师，我的研究方向是心血管健康与心血管疾病的预防，因此我非常赞同罗斯书中的观点。心血管系统处于亚健康状态会明显提高痴呆症的发生率及患病风险，因此预防尤为重要，与预防密切相关的可控因素包括饮食、体重和一系列的健康保护行为。

我曾是一名神经内科医生，因此我能深切地感受到人口老龄化将给我们带来的冲击。罗斯·可胡恩博士在书中对痴呆症的早期预防、诊断及评估等方面作了详细的解答，解决了我们的诸多困惑和难题，并且介绍了国际上最新的治疗和护理措施，作为一名医生同时也是一位患者的女儿，阅读此书使我受益匪浅。

罗斯的书中不仅有严谨的科学知识，也有温馨的人文关怀。只有心中有大爱的人，才能真正关心、帮助别人，并且拥有温暖，拥有尊重，我在罗斯的书中看到了这份大爱！

袁文丹医生

神经内科医生

医学院副教授

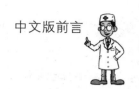

中文版前言

我不知道这本关于痴呆症的书能否说服孩子们在将来我们罹患痴呆症时善待我们。但我希望他们至少阅读一下，然后能够去思考如何照顾我们，同时保护他们自己，降低患上痴呆症的风险。本书此次以中文再版，提供了一些新视角，加入了独特的中国元素。本书第一版出版时，学界常常围绕患者的绝望和沮丧情绪展开讨论，因此本书第一版也有此氛围。当时的我十分害怕也会患上痴呆症，因为我的母亲就是位痴呆症患者。

走出逆境，更积极，更快乐

第二版较第一版更为乐观，充满希望，不仅因为我的想法更为积极了，更因为这期间的学术研究有了新的发现。很多慢性病（包括痴呆症）的病因和预防措施都有了新成果。

完成本书第一版时我 58 岁，当时的我觉得能在有生之年完成本书十分欣慰。我也一直坚信，写书可以使我免患痴呆症。今年我 64 岁了，很多事情发生了变化。初写本书时我就心存梦想，希望有一天到中国工作。如今我梦想成真，任教于天津大学。在过去的 8 年里，我曾经 5 次到访中国，游历了很多城市，着迷于这个充满智慧的民族和了不起的人民。但这些经历也让我意识到,西方国家正面临的问题将来在中国可能更严重。据估计,2060年中国将有约5000万人患上痴呆症。要应对这一迫在眉睫的危机,中国现在就需要采取行动。

我慢慢地恢复,并更加关注我的健康

三年多前的一场车祸使我险些丧命,那时我买了一辆哈雷戴维森机车,跟朋友们在乡村骑行,度过了许多个愉快的周末。

然而,在一次旅行中我被撞倒,摔入一台挂车的车底,椎骨破碎,肋骨骨折,神经受损,头部、膝盖、脚踝均受伤。那次事故改变了我的人生方向,从此我便挂起了靴子和头盔。慢慢地恢复之后,我开始更加关注自身的健康,作了更多的研究,也花了更多的时间来思考我想要什么样的人生。这些变化都反映在本书中文版的修订中。走出逆境后,我变得更积极,更快乐。我来到中国工作和生活,开始了新的历程。

我对痴呆症的兴趣源于我的母亲。现在我有了心理学、神经科学和健康科学的学术背景,回想起母亲的病情才意识到我们全家都受到了这件事的折磨。我们不清楚发生了什么事情,我的父亲为此承受了很多,但我现在已明白面对痴呆症我们能做些什么了。

我的初始目标是写一本书,准确地反映痴呆症的真实情况,并

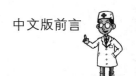

且适合所有人阅读和理解。

本书将回答人们对痴呆症的疑问

自 6 年前本书第一版问世以来,我和很多老年人团体、医疗从业人员、澳大利亚和中国的老百姓交谈过。很多人读过我的书,从他们那儿我得到了很多回馈,这说明本书取得了很大的成功。但是,仍有很多关于痴呆症的知识没有囊括在第一版中,尤其是关于如何预防痴呆症。本书中文版将致力于回答这些问题以及后续出现的其他问题。中文版跟我生活中的重大转变结合在了一起,所以我感受颇深。

我的母亲是个非常聪明的人,她年轻时大部分时间都在照料我和弟弟妹妹们。直到她 50 多岁时,一次几乎致命的车祸让她挂起了心爱的高尔夫球杆,开始了桥牌之旅。

在短短的一段时间里,她就成为了这个游戏的地区冠军、州冠军、国家冠军。要达到这一水平需要超强的记忆力。很多玩家来找她,希望跟她搭档参加比赛,以提升他们的层次。据说许多玩家花大量时间和金钱去参加各种世界桥牌比赛,但是也没能成为地区冠军!

她说一个又一个合作伙伴抛弃了她

如今 20 多年过去了,我仍能清楚地记得当时母亲非常伤心地哭诉一个又一个搭档抛弃了她,有的甚至侮辱她。这就是她与痴呆症斗争的开端,虽然她当时并不明白发生了什么。没过多久,她就好像什么都记不住了。她经常在饱餐一顿后马上开始准备做午餐,忘记我们一周前才去看过她,还把我的女儿错认为她的女儿。

记得我当时带她去了当地的老年护理评估小组,看看他们能否到家里给她和我的父亲提供一些帮助。他们每星期都会派人到家里打扫房间、洗衣服。但母亲很排斥他们,认为他们是傻瓜,甚至苛责他们,认为他们很粗鲁地侵入了她的私人空间,所以不愿意花时间去理会他们。她似乎没有注意到大部分东西、食物上都覆盖着灰尘,甚至把脏衣服当作新衣服穿上出门,这对我们来说既心痛又无助。因此,我们很感谢老年护理评估小组提供的帮助。

父亲决定照顾她

我印象最深的是她看到孙子们很高兴,虽然他们偶尔淘气会让她失去耐心。她晚上喜欢喝点威士忌或雪利酒。尽管记忆力短期丧失,在好几年的时间里,她还能很快地完成填字游戏。由于父亲尽职尽责地照顾她,保护她远离危险和尴尬,我们避免了其他具有

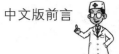

同样遭遇的家庭面临的难题,直到她84岁因肺炎平静地过世。

后来我的父亲变得有些偏执,而且越来越严重。因为失去了共同生活50多年的伴侣,过于悲伤和痛苦的父亲一年后也去世了。我相信,照顾母亲是父亲活着的真正意义,虽然他经常责备她健忘。失去了她,他也没有什么牵挂了。

虽然母亲最终没能逃脱痴呆症的魔爪,但我的父母这一生过得富裕而满足。

我的生活充实,更加乐观

随着年纪的增长,我的父母和我们聊起他们的孩提时代。那时只有马和马车,喜剧演员通过这种运输方式收集罐子和冰,他们在街道上看到汽车,从收音机里听到噼里啪啦的声音,当然,还会聊到他们多年的军旅生涯。

我的父亲先后在北非、希腊、巴布亚新几内亚的科科达服役,后来在太平洋战争中因作战英勇荣获十字勋章。我的母亲被派往达尔文(澳大利亚港市)当护士。她告诉我们日军轰炸那个城市的情形。后来她升至少校军衔,这让我父亲很不开心,因为他还只是个上尉!他们讲述了作为占领军在日本服役时的故事,在那里,他们相遇了。

事实上,在同代人中他们是幸运的。那时很多人刚出生就夭折了,或者因传染病、战争、癌症和心脏病失去了生命。

回想起他们的过去以及我的过去，我深深地感激他们为我创造了充实而优越的生活条件。本书第一版成书时，我希望我能多活几年，看到我的孙子们长大成人，但我总觉得我可能会患上痴呆症。不过，在叙述我母亲的生活时有件事我没有提及，因为我觉得它似乎无关紧要：我的母亲从参军起就开始抽烟，一直到去世。

现在我改变了关心自己的方式，我感觉自己更健康了

我们知道，吸烟是引发氧化应激的一个重要因素，氧化应激是细胞功能障碍和慢性疾病的主要病因。我曾思考过 60 年所吸入的烟雾对她的心血管系统和痴呆症有什么样的影响。在中国，成年人中吸烟人口占很大比重，吸烟带来的危害也比较严重，另一个危险因素——饮酒，在中国也呈上升趋势。

我作了更深入的研究，认识到许多使我们不能安享晚年的疾病是可以预防的。

因此，本书第二版不限于介绍痴呆症，促进讨论以及了解应对方式，更重要的是表明我们可以通过自己的努力掌控自己的命运，因为生活方式的改变会使结果大相径庭。我现在觉得自己更健康了，因为我改善了饮食和锻炼方式，服用维生素和抗氧化剂，减轻压力，把自己照顾得更好。

慢性疾病,包括痴呆症,是可以预防的

因此我很乐观,我认为自己还能健康且充实地过好多年。我想跟在婴儿潮时期出生的同龄人以及我们的儿孙们分享这一信念。

我相信我们能够作出选择,以尽量减少身体上的痛苦以及由此带来的精神上的痛楚、无助和失尊。我认为卫生部门可以做更多的事情,以促进健康生活理念的传播,为痴呆症患者提供一系列照顾。慢性疾病,包括痴呆症,是可以预防的。我们必须行动起来,改变我们的生活方式,并促使中国政府采取相应的措施。

作者:罗斯·可胡恩,健康科学博士,应用科学(神经科学)硕士,科学荣誉学士,科学研究员、作家,澳大利亚营养协会成员。

目　　录

第一章 关于痴呆症

衰老和死亡是我们不愿意去想更不愿意谈论的主题,特别是当你或你的亲人出现一些早期症状,有可能罹患痴呆症等疾病的时候。对许多人来说,痴呆症就意味着失去记忆,无法自理,失去尊严。健全的头脑至关重要,有了它,我们才能体验和表达喜悦,开展社交,维系关系,缅怀过去,进行创新。痴呆症意味着丧失人的本性和自我意识,最终导致死亡,但是我们却无能为力,因为目前还没有治愈的方法。

不久前,其他疾病的死亡率高于痴呆症

然而,最新证据表明,像许多其他慢性疾病一样,痴呆症是可以预防的。目前,科学界倾向于认为所有痴呆症都与氧化应激反应导致的细胞功能障碍和心血管疾病相关,比如动脉阻塞导致血流量减少,供应给大脑的营养物质和氧气减少。当这些系统发生故障时,细胞会因受到损害甚至死亡而无力抵抗疾病。几百年前,中国的古代圣贤就已经领悟到,通过改变生活方式可以预防痴呆症,如改善饮食、运动、避免吸入烟雾等污染物以及调节营养等。通过平衡的生活方式保健是中医的基础,但是平衡的生活方式只能在痴呆症早

期起到保健作用,因为当痴呆症被确诊时,很多脑细胞已经死亡或快要死亡了。

本书的最初目标之一是为五六十岁的人提供信息。很多五六十岁的人怀疑自己出现了痴呆症的先兆,或者认为自己属于高危人群。读者的许多问题都将在本书中得到解答。事实上,本书对那些虽然年轻一些但已经思维不清或健忘的人也很有帮助。最重要的是,如果你有担忧,本书可以引导你采取保健措施,并寻求早期评估。这样你就可以在一定程度上预知将来的发展情形,并趁头脑仍然清晰之时作出明智的决定。

希望你明白,痴呆症和癌症一样,越早知道病情的发展过程,就可以越早采取预防措施,并获得帮助来缓解症状,最大限度地提高自理能力,改善生活质量。采取预防措施,最重要的是改变生活方式,以降低罹患痴呆症以及心脏病、糖尿病、关节炎、癌症和呼吸道疾病等其他慢性疾病的风险。

我曾担心会成为儿女们的负担

换句话说,我是在谈论我们这代人和我自己的恐惧,我害怕自己失去生活能力而只能依赖于儿女们或陌生人的帮助,我害怕成为他们的负担,也害怕自己会被抛弃。这种恐惧让我审视自己的生活态度,以减小自己不得不依赖于儿女的可能性。

和许多我们这一代的人一样,我也害怕痴呆症,我想知道对于痴呆症自己能做些什么。我希望我所关心的问题也是你们所关心的，并且你们能从这本书中有所收获。我也希望我的儿女们能够阅读此书，这样当我变得脾气暴躁的时候（或是性情乖戾的时候），当我忘记他们生日的时候，当我认不出他们的时候，他们知道如何做；我也希望他们可以及时意识到什么时候让我单独待太久就不安全了；我还希望他们能够意识到，将来他们也可能罹患这种疾病，他们或许可以通过改变生活方式和环境来降低他们以及子孙后代患病的风险。

本书旨在为痴呆症患者（包括尚未确诊者）的亲人们解答问题，并提供有用的信息。这是两代人在未来的几年里必须解决的问题。本书对我们这一代人也很有用，我们的父母早已进入晚年，我们中有些人的丈夫或者妻子可能已经表现出痴呆症的症状或已被确诊为痴呆症。照顾痴呆症病人是非常辛苦的，所以，我希望本书能起到指导作用。

痴呆症最大的问题是很多病人从来都没有被确诊，也没有获得治疗，误诊和不对症的治疗也经常发生。这本书能让你在面对痴呆症时心中有数，懂得怎样做才能为自己和亲人们赢得最好的结果。同时，本书也从护理者的角度出发，避免护理者变得精疲力竭和易怒。这些只有在患者早期获得确诊并尽早开展治疗的情况下才有可能实现。

不了解情况会使事情变得更糟

第四章和第五章是对痴呆症症状的描述以及了解这些症状后该作的心理准备。第六章提出了一些沟通上的建议,使罹患痴呆症的实际情况得以公开讨论。第七章主要帮助护理人员应对照顾痴呆症患者时产生的悲痛和失落感。第八章讨论在整个评估和治疗规划过程中如何与患者进行礼貌且有效的沟通以建立融洽的关系,并尽可能让患者参与到治疗的过程中来。只有沟通融洽了,才有可能按照个人喜好计划未来,支持和改善自己或自己所关心之人的生活质量,重获尊严。这些建议是从实用性出发提出的,不仅仅针对疾病或症状本身。最重要的是在第一版的基础上新增加的内容(第九章和第十章),讨论如何通过改变生活方式和护理策略降低患痴呆症和其他慢性疾病的风险及其影响。

我还增加了专业人员在评估及制订治疗计划方面如何提供帮助的内容(第十一章);病人不能自理时如何找到合适的解决方案的内容(第十二章);讨论痴呆症晚期患者生活质量的内容(第十三章);如何解决可能出现的法律问题的内容(第十四章)。

人们看待痴呆症常带着恐惧和不确定,但其实这种病是可以去了解的。只有我们知道发生了什么,才能尽早开展预防和治疗,才能尽最大可能保持良好的生活质量。随着我们寿命的延长,我们健康状况不佳的时间也在逐渐变长,放任不管只能使事情变得更糟,这也包括不去治疗类似痴呆症的其他疾病或会使痴呆症症状加重的其他病症。最重要的一点，倾听痴呆症患者的想法，了解他们的需求，为他们所关心的事作准备以及保护他们的利益，以免为时已晚。

健康的生活方式对所有年龄段的人都是有益的

这本书包含了更多新内容。最新研究表明，痴呆症的发病率将不再像原来所预测的那样高，慢性疾病是可以预防的，而生活方式的改变是预防最重要的因素。本书不仅描述了痴呆症的实际情况，而且提出并讨论了如何管理生活方式。我们知道，跟癌症一样，痴呆症在确诊的好几年前就已经发病了。癌症通常源于癌前息肉、受损组织以及最终病变为癌细胞的不良细胞。痴呆症也源于细胞受损，不能正确地再生，因此该病症被认为在呈显性的好几年之前就已经发病了。

预防疾病首先要维持健康的心脏和血液循环系统，更重要的是健康的免疫系统。当疾病呈显性时，现代医学才进行干预，往往为时已晚，无法作出显著的改变。中医讲究修身养性，比如练气功，按摩，合理搭配膳食，注意保健，开展书法、诗词、绘画等文化活动，过有规律、有节制的生活。对于西方医学来说，与其等待最坏的情况发生，不如调整策略以减少损害，帮助受损细胞修复，并最大限度地促进健康细胞再生。在中国的传统认知中，保持精、气、神的健康循环和阴阳平衡同样重要。这些建议都基于一个事实，即最佳的营养和免受氧化应激（自由基）的破坏能够使身体自愈。因此，这本书适合所有年龄段的读者，只要其愿意体验健康的生活方式所带来的益处，只要其想增强身体的活力，加强免疫系统的作用，防止细胞受损伤，尽早预防疾病。如前所述，第九章将讨论运动、饮食和营养补充，并有充足的证据证明改变生活方式对预防痴呆症影响十分巨大。

50 岁以上的人都面临患痴呆症的风险

本书的第二章和第三章将叙述痴呆症的前因后果；第四章将回答一些问题，诸如为什么痴呆症已经成为当今一个主要的健康问题，为什么这么多人会患上这一疾病。

第二章 为什么我们现在面临患 痴呆症的危险？

　　本书主要讨论中国人口老龄化和痴呆症的相关问题,本质也是探讨如何保健、养生。关于精神、身体和环境之间复杂的相互作用,中国有着非常系统的医学知识体系,而且历史悠久,可以追溯至几千年前。多年前,在中国以及其他大多数国家,痴呆症还非常罕见,那时人们看待痴呆症就像现在看待癌症一样。在不久之前,癌症也不多见,人们大多死于肺炎、肺结核、脊髓灰质炎和其他传染性疾病。那时人们的平均寿命是 50 多岁,超过 60 岁的人就算长寿了。如今男性的平均寿命是 74 岁,女性的平均寿命是 77 岁。随着寿命延长和人口老龄化,痴呆症的发病率也在急剧升高。

　　抗生素的发明和医学的进步减小了人们死于传染病的可能性。虽然心脏病、中风、癌症等致命疾病会引起我们的忧虑和恐惧,但我们的寿命比过去长得多,人们的预期寿命至少是 70 岁。

阿尔茨海默症和血管性痴呆症是最常见的两类痴呆症

由于现代科学的发展，几年以后，在许多国家痴呆症将取代心脏病、中风和癌症成为最大的死亡诱因。在中国，患痴呆症的人数从 1990 年的 370 万上升到 2010 年的 920 万。据估计，到 2050 年，65 岁以上的老年人数量将达到总人口的 30.4％，其中 80 岁以上的老年人数量为 1 亿。1990 年到 2010 年间，中国因患痴呆症而死亡的人数增加了一倍，但是死亡率，尤其是女性的死亡率同期却急剧下降。因此，痴呆症患者的人数在不久的将来会快速增长，这意味着建立照顾这一群体的系统应当成为中国政府工作的重中之重。

美国一项关于痴呆症的研究表明，2000 年至 2006 年期间，因患阿尔茨海默症死亡的人数增加了 46.1％，而由其他原因所导致的死亡率却在降低。这是因为对其他疾病研究的投入增多，且人们不断探索新的疗法，故死于这些疾病的人数减少了。例如，同期死于心脏病的人数下降了 11.1％，死于中风的人数下降了 18.2％。值得注意的是，1950 年美国人均寿命在世界排名第 7，然而尽管卫生预算不断增加，2009 年美国的人均寿命排名却下降到了第 27 名。随着我们寿命的延长，等待我们的将是新的疾病，最有可能困扰我们且最令人恐惧的疾病就是痴呆症。

任何 50 岁以上的人都有可能患脑变性疾病。年龄增长伴随着许多痛苦，其中最为人所熟知的就是痴呆症。

痴呆症是一种后天的综合征，主要表现为渐进性记忆障碍，并伴有其他精神能力障碍中的至少一种，如失语、方向感受损、计划和思考能力障碍、社交或职业能力障碍等。轻度认知障碍情况比较轻，不属于可能发展成痴呆症的功能障碍。当然，随着年龄的增长，我们都会变得健忘。

在中国，痴呆症的患病率是 3%~5%，据估计，其中 63% 为阿尔茨海默症，30% 为血管性痴呆症，7% 为其他类型的痴呆症。

年龄是患痴呆症的最大风险因素

痴呆症会给患者和他们的家庭带来沉重的负担。痴呆症患者对他人的依赖性很强，所需的医疗条件也很复杂，还有可能引发焦虑症和抑郁症。这对患者的家属来说压力很大，他们不知道发生了什么，也不知道该做些什么以及如何抽出时间来照顾他们的亲人。

由于人口老龄化且出生率不断下降，像阿尔茨海默症这样的痴呆症正迅速成为一个主要的健康问题，并且很快就会超过抑郁症的患病比例，在短短几年内成为无可争议的最大致死原因。老年人占总人口的比重快速升高是痴呆症患者人数猛增的重要原因。在中国，年龄段不同，痴呆症的患病率也不同：60~64 岁患病率为 0.6%，65~69 岁为 1.9%，70~74 岁为 3.5%，75~79 岁为 5.7%，80~84 岁为 9.4%，85~89 岁为 18.7%，90 岁及以上为 26.4%。从以上数据可以看出：年龄每增加 5 岁，患病率约提高一倍。从性别来看，65 岁及以上各年龄组女性的患病率均比男性高。从地域分布来看，北方患病率为 4.8%，中部和南方患病率较低，为 3.2%。

阿尔茨海默症患者的直系亲属患该病的比率是 39%，约为普通人患病率的两倍。换句话说，该疾病会遗传，但遗传只是患病的一个因素，非主要因素。相对于遗传因素，高血压等心血管疾病更有可能诱发阿尔茨海默症和血管性痴呆症。

适当的运动、健康的饮食和适度的脑力训练可以预防痴呆症

目前已有充分的证据表明，心血管问题以及认知能力下降与痴呆症有一定的关系。大脑的血流量减少不利于蛋白质的合成，而蛋白质的合成是记忆和学习的基础。大脑的血流量减少甚至可能导致脑细胞受损和死亡。20 世纪 90 年代中期以来，成像技术的发展使得它们之间的联系得以显现。基于成像技术的研究表明：大脑越缺乏营养和氧气，痴呆症的症状越严重，大脑血流量的多少和痴呆症的轻重有着直接联系。

研究发现，语言能力与流向大脑中心语言区的血流量、空间视觉能力和大脑相关区域的血液流动密切相关。成像技术的研究表明，不管是否有其他因素对思维能力造成影响，大脑供血不足都是造成脑细胞逐渐死亡和认知能力衰退的一大原因。令人惊讶的是，

输送到大脑的营养和氧气是非常协调的,正好能够满足大脑进行认知活动所需的营养和氧气量。大脑的运作过程是十分复杂的,对自身正常运转所需养分的不足有高度的敏感性。

因此,心血管功能障碍和痴呆症之间存在明显的联系。然而,是否所有类型的痴呆症都与心血管功能障碍相关以及二者的相关程度有多高尚不清楚。实际上,心血管疾病、高血压、糖尿病和肥胖症等疾病都会加速认知功能的衰退,尤其会增加患痴呆症的可能性。这些疾病还会影响氧化应激反应,导致营养不良。不过只要改变生活方式,这一切都是可以改变的。

<h2 style="text-align:center">痴呆症不是正常的老龄化过程</h2>

痴呆症常常伴有记忆丧失,但是痴呆症有不同的类型,并不是所有类型都伴有早期的记忆功能障碍症状。有时早期的发病症状仅仅表现在情绪、行动或行为的变化上,而且病情通常是缓慢发展的,因此我们很难认识到这是一种疾病。此外,还有一些原因使人开始忘事,包括正常的衰老过程、抑郁、压力、缺乏激素和维生素、脑瘤和感染等。这些因素可能单独或同时存在,使情况变得更加复杂。

虽然许多痴呆症都很难治,人们甚至难以延缓其发病期或减缓其恶化速度,但是一些痴呆症是可以治疗的,而且其所引发的一些并发性问题也可通过治疗得到改善。痴呆症有多种类型,有些类型好治疗一些。很多研究人员都在尝试寻找新的具有颠覆意义的治疗方法。

有证据表明，合理的体育锻炼、社交活动、健康的饮食、足够的营养以及活跃的思维都可以预防痴呆症，至少能够延缓高危人群发病。中国传统上十分重视锻炼身体和使用疾病预防类药物，而养成良好的生活习惯是预防痴呆症的一个非常重要的因素。最新研究表明，戒烟、减肥、锻炼和健康的饮食都可以降低痴呆症的患病概率。

中国人习惯由家人照顾老人。然而，随着人口结构的变化，传统的赡养模式也发生了变化，人们必须找到新的方法来解决痴呆症这一越来越严重的问题。若要降低痴呆症的患病率，污染严峻、饮食西化、饮酒和吸烟的人比例居高不下等情况都急需改变。这意味着为了使患病风险降到最低，中国还有许多工作要完成。

体重超重、高血压、肺活量降低（吸烟、呼吸系统疾病）会增加患病的风险。另一方面，保持大脑活跃（学习一门外语）可以预防痴呆症。

抑郁和忧虑也会增加罹患痴呆症的风险。可以采取心理疗法和药物疗法来治疗暴饮暴食、吸烟等生活习惯问题以及抑郁症、焦虑症等心理问题。

许多国家正在经历环境变化

每 20 个 60 岁的人中只有 1 人会罹患痴呆症；然而在 80 岁的人中，患病人数达到三分之一；年过九旬的人中 30% 患有痴呆症。据估计，中国 60 岁以上的痴呆症患者有 840 万（占 4.6%），其中 530 万人是女性，310 万人是男性，约 40%（340 万人）在 75 岁到 84 岁之间，约 30%（260 万人）超过 85 岁。

中国政府目前正面临着老年人口数量日趋增长的问题，这个问题进而引发了家庭层面和国家层面的各种社会问题和经济问题。中国正经历着由经济发展所引起的物质和社会环境的剧烈变化。城市化、工业化、移民以及全球化都在改变着家庭结构和赡养老年人的方式。世界银行的一份报告显示，中国家庭的传统养老方式正在瓦解，即使在农村，过去祖孙三代生活在同一个屋檐下等传统常态如今也变得相当罕见了。

由此可见，老年人的护理问题将成为中国社会的一个主要问题。老年人的身体机能大大受损，较依赖别人，因此各国的政府和人民都十分关注如何为数量和比重都日益增长的老年人提供照顾。在中国，出生率自 1979 年推行计划生育政策后有所下降，痴呆症所造成的负担注定会成为一大挑战。评估家庭赡养制度的可行性并制定可以提供支持和补充的规划是公共政策所面临的挑战。

作为世界上人口最多的国家，中国正面临人口老龄化的问题，痴呆症患者人数不断上升,因此中国将面临相当大的挑战。

随着人口老龄化,痴呆症患者的数量大幅增加。据估计,每20年患者数量就会增加一倍。依此类推,中国内地的痴呆症患者数量在2030年将达到2000万,2050年将突破4000万,到2060年将接近5000万。

然而,这不是仅仅存在于中国的问题,而是一个世界性难题。在澳大利亚,现在有31.5万人患有痴呆症;35年后,患者数量将超过100万。目前,每星期确诊的痴呆症新增病例为1300例。据估计,15年后每周将新增3600例;35年后,每周将新增7400例。这种趋势在西方发达国家很常见,这会导致可能患有痴呆症的患者本人和其家属不安。因此,痴呆症将成为各国医疗体系和经济发展的重大负担。

英国人口总数为5000万,其中16%的人超过了65岁。到目前为止,约有70万人罹患痴呆症,30年后这一数字很可能超过150万。痴呆症的卫生经费预算为170亿英磅,比癌症、中风和心脏病预算的总和还多。在日本,22.2%的人(约2830万)超过了65岁,其中230万人患有痴呆症。

2002年,美国约有380万人罹患痴呆症,250多万人罹患阿尔茨海默症。十年后阿尔茨海默症协会进行了一项调研,估计美国当时有500万阿尔茨海默症患者。此病已经成为美国人的第六大死因,65岁以上老人的第五大死因。近期数据显示,美国人中罹患痴呆症者已达到680万,其中至少180万人病情严重。

研究表明痴呆症的发病率降低了

随着世界人口老龄化加剧，各地确诊率升高，痴呆症将变得更加普遍并危及更多的生命。虽然痴呆症在老年人中很常见，但它并不是人在衰老的过程中一定会经历的。许多人活到九十岁甚至上百岁也没有痴呆症的迹象。

中国痴呆症的比率可能继续升高

吸烟和环境污染会让我们变得脆弱，而中国作为一个工业和经济大国，在发展中必然会面临这些问题。西方国家认为，痴呆症的影响被高估了。由于吸烟率降低，教育水平变高，工作更具挑战性，饮食习惯更为健康，下一代人痴呆症的患病率不会这么高。然而，中国痴呆症的比率却可能继续升高。

第三章 谁来照顾我们呢？

我们不应该向痴呆症屈服。正如糖尿病和心脏病一样，痴呆症也是可以通过采取积极的措施来预防和延缓的。最新研究表明，未来的痴呆症发病率可能被错误地估计了。由于人们的饮食趋于健康化，工作越发具有激励性，与外界互动增加，痴呆症的发病率将远低于原先所估计的。虽然我们的寿命延长了，但慢性病却日益困扰着我们。在中国，吸烟、污染、压力和高糖碳水化合物、反式脂肪的摄入是引发慢性疾病的最大风险因素，这些同样是诱发痴呆症的高危因素。然而，我们能够通过产生保护性或破坏性的蛋白质来应对这些风险因素。注意饮食、多运动和不吸烟等良好的生活习惯可以降低患病风险。

新的研究表明，自由基是癌症、关节炎和痴呆症等大多数慢性疾病的病因。更重要的是，我们已经知道了抗氧化剂对促进健康细胞生长、修复受损细胞以及预防细胞受损的重要性。抗氧化剂可以在人体营养供应达到最佳状态并远离环境污染时，使身体发挥强大的自愈能力。要想实现这一点，关键在于降低氧化应激，建立强大的免疫系统，保护细胞和 DNA 免受损坏。

虽然我们越来越长寿并在尽力地避免罹患疾病，但越来越多的人面临着亲人、朋友、伴侣以及自己罹患痴呆症的境遇。

对情感进行感受和反应的能力仍然存在

年轻的一代有生活品位和权利意识，并不愿意去思考与死亡有关的事情。然而，痴呆症的现实情况会给我们带来挑战：我们需要照顾年老并患有痴呆症的祖父母和父母。对我们而言，这是体力和精神上的双重压力。我们尽心地去照顾他们，但他们不知道也认不出作为亲人的我们。于他们而言，过去已经一去不复返了。

患者本身又经历着怎样的疼痛、绝望和苦恼呢？有可能是无法估量的失落，也可能是无法用语言表达的孤独。今天他们努力去重新认识自己的爱人、孩子，去理解自己与他们之间的关系，明天却再次与他们成为了陌生人。

但他们的情感世界并不会受到影响。他们还有感觉，还能够开怀大笑或伤心流泪。因为没人能理解他们的痛苦，他们只能在沉默中苦苦挣扎。父母提起他们的时候就好像他们不存在一样，孩子则常常把他们当成取笑的对象。一旦被留在养老院，护士和护工也对他们视而不见。

这也可能是我们和亲人将来的命运。谈论这一话题似乎加速了失望、绝望甚至死亡的进程。每个人都有责任照顾自己的父母，这是我们的传统美德。但很多年轻人在新经济区和大城市接受教育然后工作，这意味着父母和孩子分开居住，因此，养老的担子常常落在家庭之外。

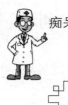

谈论痴呆症可能使人更加绝望

通常首先发现老人出现患病迹象的是其亲属。春节期间家人都聚在一起时，或者一直帮患者向家人隐瞒其病情并照顾其生活的伴侣去世时，患病迹象就凸显出来了。现实生活和亲人的变化往往会引起患者恐惧、困惑和忧虑，我们需要做的就是努力去理解发生了什么，我们该怎么帮忙，或者仅仅装作毫不知情。

在老人情绪不稳定或不愿意接受现实的时候，我们该如何进行沟通呢？谁会承认自己忘记关掉燃气或电炉了？当家庭聚会大家都在聊天时，谁会承认自己语塞、困惑或是焦虑呢？如果这些事情发生了，大家便会怀疑其是否罹患痴呆症，而问题是该由谁来承担照顾责任。我们都忙于打拼事业、照顾孩子和顾全其他的事，看上去并没有人关心该由谁来照顾痴呆症患者的问题。

已婚的独生子女因为跟父母有一定的距离，而且需要在没有兄弟姐妹帮助的情况下照顾双方父母，可能无法完成护理任务。如果妻子要负责照顾公公婆婆，尤其当丈夫是长子或独子的时候，又有谁能来照顾妻子的父母呢？一切事情会变得很糟。有时人们并不清楚父母是否患有痴呆症，并对他们是否需要护理感到困扰。在这种情况下，该如何处理好个人的责任感与缺少护理者之间的矛盾呢？

我最近就见证了一场家庭危机。两个年长的孩子认为她们的母亲患有痴呆症,考虑到父亲去世了,她独自生活在一所大房子里,她们很担心她的安全。于是她们卖掉了老房子,把母亲从墨尔本迁到悉尼一所离她们很近的公寓。尽管她们每周都去探望她,并为她安排了日托,但似乎母亲的情况与过去相比反而恶化了。她变得更加健忘和优柔寡断,头脑也变得不清楚。

我第一次见到这位母亲时她的小女儿在身旁。小女儿特意从墨尔本飞到悉尼去看望她的母亲。她确信母亲没有痴呆,只是感到孤独和悲伤,因为她不仅失去了相伴四十五年的丈夫,也失去了所有的朋友和熟悉了大半辈子的郊区生活。当我看到她时,我同意那位女儿对其母亲的看法,因为她没有明显的认知问题。她可以连贯、清晰而动情地谈论她失去丈夫的经历以及这次给她生活带来诸多不便的搬迁。她明白两个孩子的本意是好的,但对她来说并没有帮助。尽管她现在住得离孩子们更近,但她觉得这次搬迁是个错误的选择。后来我们为了作一些更好的安排又聚了一次,那次我发现她的身体机能和行为都有了显著的变化。

在两位孩子面前,她似乎没什么信心,说话犹豫不决,表现得有点迷茫,眼睛低垂,一直深陷于沉默之中,任由她们讨论自己的情况。在小女儿的帮助和安慰下,她才开口谈起自己的悲伤和孤独。她为自己的情况给孩子们带来的不便深感抱歉,又担心孩子们因为她无法适应新的环境而抛弃她。她曾听到过她们谈论她的痴呆症以及对她的担忧。这非但没有令她感到安心,反而使她更加害怕。一想到自己有可能失去意志,最终单独在"家"里任凭陌生人摆布,她就只好继续退缩,渐渐去适应痴呆症患者这个角色。

正视问题可以把没有谈论的内容弄清楚

我给她推荐了一位心理学家同事。一段时间后,她已经能够面对丈夫去世和搬到悉尼所带来的创伤了。她还以志愿者的身份参加了当地历史学会的活动,结交了新的朋友。现在看来,她的家人对她痴呆症的"诊断"似乎是错误的。孤独、悲伤和恐惧才是她真正的问题,但由于她们过早地为她贴上了错误的痴呆症患者的标签,这些问题被忽视了。

这个故事说明,当不确定某人是否真的患有痴呆症时,不要轻易谈及此话题。已婚的独生子女就更难完成照顾老人的义务了,因为他们需要照顾的老人多,又没有兄弟姐妹帮助、支持。那么在资源不足的情况下,怎样才能照料老人呢?

在痴呆症无法治愈且照顾患者变得越来越困难时,我们该如何面对痴呆症?痴呆症意味着患者将丧失独立生活的能力,只能在养老院度完余生吗?提前了解环境和营养对预防痴呆症的作用可以为那些刚刚出现痴呆症迹象或已被确诊的人们提供一些希望。后面我将谈到怎样尽早采取一些措施来预防痴呆症。

第四章将就痴呆症的征兆和症状,同患者谈论痴呆症的时机,必须作出决定前需要做的一些准备工作等相关问题进行讨论。在此之前,我想谈一谈创造一个积极的环境对于痴呆症患者治疗的重大意义。积极的环境不仅有助于其各种能力的发挥(包括身体机能和抽象思维能力),也有助于其生活质量的提高。

第四章　积极的经历很重要

当父母容易忘事、发火、犯糊涂的时候，子女会怀疑他们是不是得了痴呆症。其实，随着年龄增长，老年人出现这些问题是正常的。而且这些问题会在他们压力增大、遭受损失或心情忧郁的情况下变得更加严重。但如果这些情况出现得太频繁，并明显到能被他人察觉，则可能是轻度认知功能损害。引发这种疾病的原因有很多，如沮丧、压力、药物治疗、近期大手术或全身麻醉等，其中约10%的情况可能发展为痴呆症。

遗忘是与生俱来的

当老年人出现上述症状时，他们可能已经处于痴呆症早期了。或许我们这时就应该采取行动，对痴呆症进行探讨，作出决定，避免情况进一步恶化，力求在一定程度上控制病情。

但我们应该知道一点——我们是一定会遗忘事情的，至少会记不清大部分事情，哪怕这些事情才发生没多久。忘事是合乎情理的，毕竟如果我们记得住所有事情，大脑就会被没用的东西塞得满满当当，有用的事情反而没了立足之地。

举一些例子，也许你会有所体会：上个月大多数人都经历了一些快乐的事情,比如从别人那里得到了一个微笑、一顿美餐,从报纸上看到了有趣的漫画,温暖的阳光洒在了脸上,看到了引人入胜的电视节目,在新闻节目里听到了好消息等。如果用心体会,我们往往能在日常生活中感受到美好,但却很少有人能记得其中的细节:别人为什么冲你微笑?哪个笑话逗笑你了?哪些天阳光灿烂?什么食物那么美味?那么多节目中你喜爱的是哪个?那条新闻的具体内容是什么?

除非某件事情很特别或近期某件事情重复了多次,一般事情只是从大脑过一下,第二天我们又会重新去做这些事情。每天我们都需要跟别人分享美好的感觉,就好像我们之前没有经历过一样,然而事实是我们只是忘记了那些感觉和事情而已。

那么不断经历新的事情有什么用呢?为什么我们要这样去做呢?如果今天的阳光跟往常的一样美好,这顿饭和以往的一样美味,这份礼物也只是我们收到的那么多礼物之一而已。我们这样做是因为我们需要让自己一直处于开心的状态下,即便我们已经记不得几天前自己做过什么了。

不记得某些事情也没关系，因为我们已经感受到了幸福和爱

我们记不住事情的细节，却能记住它带来的感受，在我看来，这是因为我们有单独的存储系统来存储各种情绪。如果我们拥有或选择感知积极的情感，我们就会变得积极乐观，对生活充满希望，负面的事情也就会相应地显得不那么沉重了。相反，如果我们只拥有或只专注于负面情绪，我们就会变得沮丧悲观，生活也会被阴霾所笼罩。

最近我接待了一位因酒瘾复发来求助的患者。几年前她曾找过我，那时她为了从生活压力中解脱出来而沉迷于酒精，家庭生活中的诸多不如意让她郁郁寡欢，消极不堪。无论一开始诱发上瘾的原因是什么，绝大多数上瘾者都是由于长期沉迷于大量服用酒精、毒品或赌博、网络色情等而养成上瘾习惯的。

这个过程涉及大脑内部缓慢的结构变化，就好像这种行为胁迫了大脑中潜在的生存路径。中脑掌管着控制、激励和奖赏的通路，调节饥、渴、性、安全和其他与生存相关的必要活动。这些必要的生存活动会在生存受到威胁（无论是真实还是想象）时使大脑无法思考，还可能让人们变得沮丧，放大原有问题的严重性。

当喝酒或其他令你感觉良好的活动重复次数过多时，它们就会凸现出来或成为你的首选行为。重复的行为会迅速确定强化并反

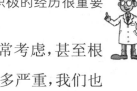

馈到潜意识深处。当我们做这些事时，我们没法正常考虑，甚至根本不会想到后果。即使意识到了可能产生的后果有多严重，我们也会继续去做那些让我们上瘾的事情，因为大脑中负责思考且不与外界环境直接相连的部分已经被切断了，我们只能受那些已经被控制了的"生存"机制盲目驱使。换句话说，尽管这些行为无异于自我毁灭，我们也只能坐以待毙。

因为多重人际关系破裂，她的世界崩塌了

这位女士再次向我寻求帮助的时候刚刚意识到自己的母亲患了痴呆症，于是又开始酗酒。这一次，丈夫对她的酗酒行为忍无可忍，她的婚姻陷入了危机。各种各样的因素使她感到悲痛，但主要因素还是她意识到自己最依赖、最信任的人再也不像以往那样可以依靠了。随着母亲病情的加重，她在孤单中越陷越深，只能从酒精中寻求安慰。

越是亲密的关系，失去时越是悲伤，这一观点在许多资料中都有记载。在这个案例中，患者的父亲在她5岁时就去世了。作为家中唯一的孩子，她和母亲亲密无间，她深深依赖着这种关系。在她眼里，母亲更像一个可以推心置腹的姐姐。

近年来，由于和丈夫关系日益紧张，她比以往任何时候都更依赖她的母亲。在过去的10年里，当她的孩子需要照顾，晚宴需要一个帮手，或她想要倾吐内心最深处的情感时，她的母亲总是有求

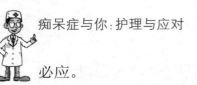

必应。

现在,她的母亲需要她的帮助,她一直悉心照料的孩子上完了高中,为了追求所谓的独立而越来越不需要她,只有要搭车的时候才会找她,或为了参加某些活动而向她要钱却又不想让她干涉这些活动。

她意识到母亲的安全状况堪忧

由于多种关系和对应角色的消失,她的世界崩塌了。此外,随着她和丈夫的关系变得岌岌可危,妻子的身份也变得不再稳定,她渐渐感到生活失去了目标。

在这个案例中,母亲的行为令她困惑,因为有的时候母亲似乎很正常,长期记忆基本完好。更令人困惑的是,母亲似乎不知道自己的情况正在恶化,还是像以往那样无忧无虑。而有的时候母亲却无法回忆起一天前的对话,甚至意识变得模糊,行为变得古怪,这一切都让她悲痛不已。

最让她不安的是母亲的安全开始缺乏保障。虽然母亲还能自己开车,但是得花几个小时才找得到从超市回家的路。

治疗的近期目标是让她停止饮酒,主要通过每日服用环丙甲羟二羟吗啡酮药片(该药物可以显著降低喝酒的欲望)。在控制了饮酒之后,我们查找了酗酒的诱因并尽可能地逐一消除,之后再让她渐渐正视这些问题。

例如让她在购物之后沿着能避开售酒商店的新路线回家。同时,让她认识到自己对母亲深深的依赖,为两人间的新型关系打下基础——她是照顾者,是被母亲依赖的人。

考虑到她还需要一些能给生活带来意义和情感鼓励的新角色,她恢复了原来的兼职工作。虽然工资不是很高,但她很高兴可以在工作中重建友谊。她还为澳大利亚阿尔茨海默症组织做义工,学习痴呆症的相关知识,保证在母亲需要她时能妥善应对。与此同时,我们也着手解除她的失落感和悲痛感。她为过去的生活感到忧伤,需要过渡到一个新的现实之中。这个新的现实和过去大有不同,它可以在许多方面给她带来满足感。

有些损失是难以承受的

我们还需要让她和丈夫重新变得亲密,重建因她多年酗酒而受损的信任。我让她学着和丈夫分享自己的感受,这个被分享者的角色由她的母亲替代得太久了。她的丈夫不仅因为她酗酒而感觉被疏远,更因为感到自己被排斥在她最为私密的生活之外,而他本应是她生活中的一部分。

然而,她做这些事情并不是因为自己下定了决心并接受了这些改变,她只是为了填补自己生活中的空白并转移注意力才选择去做这些事情,所以不安和焦虑的感觉依然伴随着她。我们针对这些问题进行了多次治疗,直到我们确信她与母亲和丈夫相处的新方式已经被她发自内心地接受才停止了治疗。

如果她没有发自内心地接受新的生活方式，失落感只能被暂时抑制，然后以破坏性的方式体现出来。她还是会有失落感，会寻找他人分享她的失落感并理解她，会努力保持她的自我认同和价值，会继续和这些作斗争。如果事态进一步恶化，她的酒瘾将复发，而她的人生将受到威胁。她需要一些支持才能防止酒瘾复发。

此次治疗最重要的是让她意识到自己的态度在人际关系中的意义。我们需要帮助她用更加积极的态度面对自己的处境，用新的眼光看待母亲，用爱回应母亲，通过自己的决心让母亲相信每一天都会是幸福的。

因为她意识到，尽管母亲不能再让她依赖，她却仍能够为母亲带来幸福和快乐的生活。她的焦虑和悲伤阻碍了母亲的幸福。尽管母亲的需求发生了变化，但母亲浓浓的爱意绝不会消失。

尽管记事能力会随着年龄增长而减弱，但对情感的记忆却始终如一。如果我们的挚爱已经记不清美好的事情——比如孙子的看望，一个生日蛋糕，一句鼓励的话，一句赞赏，一次家庭远足——那也没关系，毕竟他们能感受到幸福和爱，并一直将之珍藏在心里。

请记住，即使我们思维状态良好，我们也记不得去年收到的礼物、短途的旅游、观看的电影。但我们仍然做这些事情，而且想做得更多。如果我们没有幸福和爱的记忆，而只记得自己曾感到受伤、忍受孤独或被嫌弃，就算我们记不清是谁做了什么，或我们为什么感到寒冷或孤单，我们也会变得沮丧和悲伤，甚至绝望。

到了60岁,我们做过的事情会忘得更快

如果生活被其他人所控制,只能在别人支持或允许的情况下做事,遗忘的速度会更快。不能只因为有趣或者一时开心而作决定。随着年龄增长,生活会变得局限,我们会因为无法自由行动,缺乏资源,或对自己独立做一些事情感到害怕和不确定。

下一章会谈到痴呆症的征兆和症状,例如想不起事情,搞不清位置,说错话、做错事以及情绪反应和行为方面的变化等。

第五章　痴呆症的征兆和症状

父母到了 60 岁，会记不住名字和约定，但后来又能想起来；会忘记把眼镜、钥匙之类的东西放哪儿了，但后来又能找出来。这些情况屡见不鲜。其实他们年轻时也会这样，但现在会忘得越来越快，能记住的事情也越来越少，这些变化令人感到烦恼。

痴呆症会导致相关的记忆力损伤更加严重。有时患者看起来很好，有时却无法完成平常的事情，才发生的事也记不得了，甚至还会作出奇怪的举动，令人感到痛心。

对痴呆症（尤其是阿尔茨海默症）而言，最常见的一个征兆就是患者记不住事，尤其是刚刚发生并且需要作出回应的事情（短期逆行性记忆），或者忘记去做马上要做的事情，像关闭喷头或烧水泡茶之类的事情（前瞻性记忆）。

痴呆症患者可能会忘记如何回家

虽然每个人的具体问题不一样，但记忆力下降是痴呆症患者的通病，而且可能越来越糟。对某些种类和阶段的疾病而言，患者会对某些特定的东西（例如语言、非语言信息）记得更不清楚。除此之外，忘记重要日期或事情，把同一件事问来问去，离开了辅助工具

（如备忘记事本或电子设备）或家人就没法做好自己以前能独立完成的事情，都是记忆力下降的表现。

指责别人偷东西，结果后来自己找到了那些东西，这会很尴尬。没法完成任务或者正常工作，不仅仅因为记不住，也可能因为自己发现不了错误，没办法像以前一样完成任务。

随着年龄的增长，很多人（尤其是没有上班等固定惯例的人）会搞不清今天是周几。我们偶尔会对工作和家庭的责任和义务感到厌烦。当这些东西困扰了我们甚至干扰到了正常生活时，我们就需要一些远离它们的时间。举例来说，在慵懒的周末或假期，我们就会想彻底忘记这些责任、义务。

当有压力或感到疲倦的时候，我们就会时不时作出糟糕的决策。这种情况会随着压力增大更加明显，这是正常现象。

孤独是个问题

如果痴呆症患者也有这种现象，那就完全是另一回事了。他们会忘记时间、日期、季节，购买不需要的东西，把钱给陌生人，莫名其妙地把钱花掉。他们会忘记以前重要的朋友，也不再做自己曾经喜欢和朋友一起做的事情。

有时他们会忘了自己在哪儿，怎么到这儿来的，应该怎么回家。错误的思维、疲劳、注意力分散也会影响记忆力和行为。

年龄增长会导致视力、听力、健康出现问题。除了这些，早期痴呆症患者还可能出现其他和生理状况无关的问题，像阅读质量下降，措辞不当，无法正确判断距离，脚下不稳，容易发生碰撞（特别是用身体的一侧），难以感知音调或颜色变化。

他们还可能开始忽视卫生和美容，不想刮胡子或者刮不干净，懒得收拾头发，发现不了或者根本不在意衣服和盘子上的污垢。有亲戚来拜访时，这些往往令人尴尬不安。

有些事老年人没法逃避：朋友和相濡以沫的伴侣永远地离开了；自己的工作能力大不如前，难以得到身边人的尊重，包括那些在说话的时候忽视他们存在的健康专家。

抑郁和焦虑会导致记忆力下降

有时候服用药物会影响病人的情绪，不仅如此，病人还会因为工作和独立能力下降、失去亲近的人而悲伤沮丧。如果病人只有自己的伴侣可以依靠，孤独会成为一个重要问题。患有早期痴呆症的女性更容易受到孤独的影响，毕竟她们往往只能依靠自己的丈夫。她们对丈夫的依赖会导致家属无法发现她们心智能力下降，更难以在她们的丈夫去世后应对她们的失常。

如果老人在家里，在工作中，和朋友相处时或在其他情况下多疑、抑郁、恐惧、焦虑和易怒，很可能是痴呆症的早期征兆。

抑郁可能导致记忆力下降、反应迟钝、犹豫不决、定向障碍、反应迟缓等，这些被称为假性痴呆症的迹象。

治疗普通心理疾病的方法很多,但治疗前必须确定病人的症状是不是痴呆症的早期症状,比如说冷漠。冷漠被认定为痴呆症的症状,但很容易和抑郁症混淆。两者间的一个重要区别在于老年抑郁症患者往往失去兴趣或无法从往常的来源获得快乐;而痴呆症患者,特别是早期患者,是可以从看到孙子和参与庆祝活动之类的事情中获得愉悦感的。其他生理和心理疾病也会导致类似痴呆症的症状,例如焦虑、感染、术后谵语,这些其他疾病也会产生的症状都有可能和痴呆症的症状混淆。

人们衰老时记忆力下降是正常的,因为思维和反应本来就会随着年龄增长而变慢。然而,有时我们根据经验完成的工作效果最好,因为长期记忆力很少因为年龄的增长而下降,事实上还可能有所改善。尽管老年人很难学习新事物或作计划,身体状况也日益下降,但他们依然能够享受生活。不必要的担心(怀疑老人得了痴呆症或其他疾病)只会扰乱他们的生活,带来不必要的沮丧和焦虑。

支持是必要的

随着年龄的增长,老年人,尤其是老年女性,很可能失去伴侣。患上痴呆症,意识到生活无法自理,会带来很大的失落感。因此,面对患痴呆症的现实的痛苦是难以接受的。但有时心理学家或心理治疗师可以帮助他们渡过失去亲人的难关,调整心情。

语言和交流问题是痴呆症的共性。因此，如果交流无法进行，用以改善功能的干预措施就很难见效。交流障碍包括措辞不当、跑题、不会换话题、不善言辞、在有噪声或者很多人说话时跟不上节奏、说话不得体、言论不恰当、理解不了复杂的想法、反复说同一件事。如果出现接不上话或者总是分心等注意力不集中的问题，可能是语言功能受损的表现。

谈论痴呆症有很大的好处

痴呆症有时表现为糟糕的人际关系和令人苦恼的行为，例如突然大怒或大笑、不恰当的接触或露骨的行为。除此之外，冲动、以自我为中心、想引人注目、爱指使人等反社会行为都会给照顾者带来很多烦恼。这些情况表明患者已经变得和患病之前大有不同，尤其当我们没有意识到这些行为是痴呆症的症状时，更会感觉到这种变化。

此处，淡漠和毫无动力也会导致混乱和冲突。

下一章的重点是在发病早期跟我们的亲人讨论痴呆症的好处，重点描述如何明智而有效地提高未来的生活质量。

第六章　谈论并正视痴呆症

很多老人觉得谈论疾病会带来霉运或导致病情进一步恶化，所以许多家庭都对痴呆症这个话题避而不谈。有人认为痴呆症是一种精神疾病，在外谈论这种病会伤及颜面。甚至有人相信命运是无法改变的，所以没必要作出任何治愈痴呆症的努力。

也就是说，痴呆症病人家属不仅回避这个话题，还会拒绝向外界寻求帮助或支持。

但依然有许多理由支持我们去谈论痴呆症。尽早发现病情可以让痴呆症患者从中获益。在发现病情后，我们可以采取某些措施，避免病情恶化并提高生活质量，比如通过改善环境、定期锻炼以及社交活动提高身体机能以延缓发病时间；避免使用会引发类似症状或加重病情的药物；通过控制血压和胆固醇以降低患痴呆症的风险；保持良好的饮食习惯、营养摄入，保持旺盛的精力，偶尔可以喝点小酒。

医生可能也避谈痴呆症

尽管到目前为止还没有能有效治疗痴呆症的方法，但早早诊断病情能带来好处，这一点毋庸置疑。我们不仅可以避免因误诊导致的错误治疗，还能争取到解决照料、住宿、财产、法律和医疗保健计划等问题的宝贵时间。

很多痴呆症都是可预防的，所以医疗人员需要对痴呆症的症状进行详尽的研究和治疗，以寻求预防的方法。因为有些疾病与痴呆症征兆十分相似，只有仔细对待才能区分出来，比如良性或恶性组织异常生长可能存在于痴呆症和各种肿瘤、癌症的病征中；血液中化学物质含量异常可能是因为痴呆症，也可能是缺乏维生素导致的；甲状腺疾病会导致激素水平变化，痴呆症也会。相似的情况还包括肾脏或肝脏疾病、头部受伤、摄入有毒化学物质（重金属、农药）；脑膜炎等大脑疾病；自身免疫性疾病，如红斑狼疮；滥用处方药物（抗胆碱能类、抗抑郁药）、酒精和非法药物；精神疾病（抑郁、焦虑）等。

促进健康细胞修复和繁殖是预防痴呆症的核心。要让细胞抵御氧化应激造成的伤害，充足的养分必不可少。

对上述信息进行了解和讨论十分有益于痴呆症的治疗。我们要向医生传达这些信息，因为许多医生并不知道这些信息，甚至因为自己束手无策或不愿给患者带来巨大的痛苦，对这些事闭口不

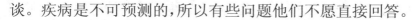

谈。疾病是不可预测的,所以有些问题他们不愿直接回答。

患者病情的恶化速度不一。有的患者病情恶化速度缓慢,属于渐进性恶化;而有的患者病情快速加重,发病几年后就会离世。性格、家庭的支持、应对能力以及出现症状之前的知识素养等因素都会影响到患者病情的恶化速度。

越来越多的证据表明,有些因素比如运动、饮食和营养补充剂,都可以有效地预防慢性疾病。但由于许多医生只强调治疗,这些有益的因素得不到应有的重视。

真正感兴趣就可以产生共鸣

最为人熟知的慢性疾病是抗胰岛素性引发的 2 型糖尿病,这种疾病和生活方式的联系十分紧密。同样,痴呆症也受到生活方式的影响。本书第十一章会谈及专业人士能够提供的帮助。

在这一章我将谈谈和痴呆症患者进行良好沟通的重要性。良好沟通是为患者提供充足的治疗,让病人感到被尊重的第一步。

护理人员可以通过本章了解自己的护理工作是否专业,从而有所收获。

谈到痴呆症,一个至关重要的问题是关注患者的能力。这样做是为了顾及我们所关心之人的感受。关注患者的患病症状、丧失的能力以及接管患者的生活会伤害他们的自尊。最重要的是现实地来看待未来并作好准备。

我治疗过一位年轻的女患者，她因为母亲过世的悲痛患上了抑郁症，尽管母亲离世已经三年，她的生活仍然凌乱不堪。她不敢离家，时时刻刻都害怕自己或亲人发生意外，盯着黑屏的电视发呆，把时间都消磨在毫无意义的担忧上。对她而言，任何事都没有意义，她对任何事都提不起兴致，死亡的阴影一直笼罩在她的心上。

她拒绝谈论母亲的死亡

这位患者在克罗地亚长大。由于那里时局动荡，对她这样的年轻女孩来说，暴力几乎如影随形。尽管外面风雨交加，在母亲的呵护下长大的她却少有忧虑。移居到澳大利亚后，她与母亲一直很亲近，能够处处依赖母亲令她感到无比幸福。

但厄运在她上寄宿学校时不期而至。年仅 55 岁的母亲被诊断出患有痴呆症。为了帮助父亲照顾母亲，她在大学的最后一年选择了退学。多年以来，她一直致力于照顾母亲，并使用非传统疗法对母亲进行治疗，她觉得那些疗法能帮她的母亲恢复健康。有一段时间母亲的症状似乎有所减轻。

后来她遇到了自己的爱人并跟他回克罗地亚待了几个月。在此期间，她母亲去世了。她伤心欲绝，陷入了极度的自责中，正常的生活在母亲去世的那天戛然而止。她对任何事情都提不起兴趣，每天只能挣扎着去工作。大多数时间她都瘫在床上泪流不止。她的感情也陷入了僵局。

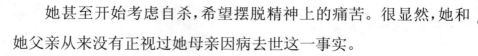

她甚至开始考虑自杀，希望摆脱精神上的痛苦。很显然，她和她父亲从来没有正视过她母亲因病去世这一事实。

现在她发现所有人都知道痴呆症会导致死亡并对其有所准备，只有她措手不及。她拒绝承认母亲患有痴呆症这一事实，所以无法坦然面对母亲的去世。她从来没有跟母亲和父亲谈论过痴呆症的问题。在治疗她抑郁症的过程中，我们谈到了痴呆症的现实情况，谈到了她对母亲的眷恋以及她不敢公开谈论痴呆症这件事。她开始逐渐走出阴影。

有些人对自己身上发生的事情保持着高度的警惕性，如果想在跟他们谈论痴呆症时建立良好的沟通和信任，有几个基本原则是必不可少的，这些原则会在下一部分讲解。

这些人经常拒绝沟通，还会怀疑你想要了解他们的情况是因为有非分之想。有些家庭不允许讨论个人问题，还有的家庭拒绝谈论或分享情感。

但现在是时候作出改变了，有些关键的事情刻不容缓，必须马上想办法来谈论并采取措施。

理解他人的经历就会产生共鸣

原则一，产生共鸣。

产生共鸣不代表你要对他人患病的经历感同身受，恰恰相反，你需要跳出自己的看法，跟病人一起经历他们的忧虑、恐惧、失落和绝望。当你对他们的话真正感兴趣时，共鸣就产生了。因此，我们需要保持注意力，通过重复他们所说的内容中我们相信的部分，或者为更好地理解其语言和非语言符号的意义而进行提问，以告诉他们我们确实听进去了。我们应该向他们发出积极的关注信号，使他们意识到我们看到了他们的优点，而不是只看到了正在发生的坏事。除非病人有请求，否则我们不要提出建议。病人的需求和偏好不容忽视。

痴呆症患者经常无法理解发生在他们身上的事，或者感到害怕。他们担心他人对这些事的反应，担心有些事情被刻意隐瞒，担心自己成为负担。因此，他们可能编造故事，或以其他手段帮助他们理解未知的事物。编造故事不算撒谎，也不能说明他们很狡猾，这只是他们对自己觉得可怕的事情进行理解的最好的方式。理解了就意味着事情可以看起来不那么可怕。虽然试图理解一个人思考或做事的原因看起来十分荒谬，但它能够衡量你产生共鸣的水平。一旦我们对想要帮助的人感到不屑或利用了"理性"思维，就会表现出轻视的感觉，即使我们的本意并不是这样的。

增强信任使有些问题不再难以启齿

从上面的例子可以看出，有些实际因素有助于建立融洽的关系或产生共鸣，比方说信任。

原则二，信任。

如果缺乏信任，病人会因为害怕受到伤害而坐立难安。如果我们和病人彼此信任，病人的焦虑就能有所缓解，我们也能问一些难以启齿但又无法回避的问题。当我们有勇气提出这些问题时，痴呆症患者就有可能敞开心扉，更清楚地思考他们作出某些行为的原因，并谈论自己的感受。

此外，信任使我们有机会让患者正视正在发生的事情和了解做某些事情的必要性。

原则三，正视。

正视的对象不一定是消极的、伤害性的或贬义的。有些事情看似明显却从来没被讨论过，正视这些问题可以让事情变得更加清晰。但正视可能有风险，因为我们想要做的事或想要实现的目标可能是错的。

不过，如果我们已经深深地信任彼此，我们的行为就会被认为是善意的。另外，误解他人也未必是一件坏事，事实上可能有所帮助，坦率地表达并展现出愿意冒险的勇气，可以使我们的弱点暴露出来。

提建议不是建立融洽关系的最好方法

如果你在乎的人能够像你一样不设防地回答问题，认为公开讨论自己的事情并表现出自己的脆弱是安全的，那么你们之间就可以更加亲密。当有效沟通实现时，关系会得到深化，人们可以获得更大程度的相互尊重。

提建议不是建立融洽关系的最好方法。提建议往往说明我们没有时间和耐心停下来去倾听，说明我们不想从其他角度理解正在发生的事情，说明我们在对他／她处理问题的尝试进行打击，说明我们认为自己懂得更多。其结果往往是我们对对方进行了侮辱和贬低，认为对方没有为自己谋取利益的智慧。提建议意味着我们自认为学识更加渊博。

如果信任关系已经建立起来了，我们就可以及时地关注每一种选项，并与所爱之人就他们的选择进行讨论，这是一个很有意义的方法。但若问题尚未解决，双方也没有进行过讨论，直接提建议可能导致严重的后果。

建立了信任关系后便可以就健康状况恶化、智力受损、是否需要依靠别人生存、失去尊严和独立性以及死亡问题进行讨论了。对不可避免的健康衰退情况进行准备，然后从这个世界消失，这个结局等待着我们所有人。当死亡临近的时候，人们的心情十分沉重，但当人们年轻和健康时却很容易忽视它。

这时有许多问题需要解决，比如编写高级护理指导，起草遗嘱并选定一个执行人，对收入作出安排并有可能售卖资产，决定在能得到足够关心的地方生活等。

要化解悲伤就要正视不愉快

或许我们能够有条不紊地计划有关指定专人负责金融和其他法律责任的问题。但如果能尽早地以尊重的态度对待痴呆症患者并对他们的权利进行保护，他们就能够全面参与这些事情。在痴呆症的阶段性评估阶段，患者还会出现其他问题，这时需要卫生专业人员对这些问题进行准确的评估和治疗。

在第八章中我将谈谈照顾痴呆症患者的复杂过程以及这份复杂意味着什么；在第十二章中将进一步讨论可能的治疗方案；在第十四章中将谈论相关法律问题的细节。不过，在下一章我想聊聊悲痛和损失。

第七章　悲伤与痴呆症

都说时间会治愈一切。其实真正能够治愈亲人离世所带来的悲伤和痛苦的并不是时间，而是这段时间中的经历。

要想化解悲伤，就不能忽视或回避，必须正视痛苦的感受和想法。使用药物、分散注意力或强迫自己都仅仅是把需要处理的问题推到将来，问题根本没有真正得到解决。

关怀能让彼此更加亲密

众所周知，无论暂时的还是永久的，别离都会带来悲伤。而死亡是最无奈的别离。所爱之人一去不返，留下的人自然悲痛。丧亲之痛不仅存在于父母和孩子之间，也存在于夫妻之间，甚至兄弟姐妹之间。

情感的纽带和依恋的核心是照顾和接受照顾。痴呆症也是一种别离，自己熟悉的那个人会在患病后消失。在痴呆症中，照顾者和被照顾者的角色往往会彻底互换。一般以毕生精力照顾与养育他人的角色是父母。但如果父母患了痴呆症，不仅孩子被父母照顾的时间会缩短，还常常会出现角色逆转，孩子反而成了提供照顾的一方。和父母的关系原本可以带来安全感和依靠感，但在父母患痴呆症后就只剩下深深的疏离感和焦虑,子女们自然会感到悲伤。

在和痴呆症患者相处时,患者患病的时间越长,带来的失落感、疏远感和悲伤情绪就越多。在这段时间里,更重要的是让自己接纳病人并平和下来。我们要学着以一种新的方式跟患有痴呆症的亲人相处。我没有贬低痴呆症患者的性格和地位的意思,但我认为跟一个记忆和思维方式受到痴呆症影响的人相处可能和与一个两岁的孩童相处十分相似。

我们不能指望跟一个两岁的孩子进行理性、睿智的谈话。所以我们也没法指望在我们和患了痴呆症的亲人或爱人相处时,依然能像这么多年来一样得到支持或依靠。虽然事情发生了变化,不过通过重新考量我们的需要,适应新的交流方式,多讲一些话,通过富于情感的交流、肢体接触和玩耍,我们也可以从中汲取些许快乐、关爱、感情、耐心。这些精神健康和生活质量方面的进步对于痴呆症患者来说是更为重要的。

照顾父亲是他生命中的一个转折点

正视问题,转变相处方式是尤为必要的。从感到悲伤到解决问题,这一过程可能会给你和他们的生活重新带来欢乐与平和。尽管你们之间曾经就有这样的关系,只是因为疾病暂时失去了。换句话说,你们需要做的不仅仅是面对失去,也需要重塑关系。

几年前,我的一个病人谈道,前一年他一直照顾父亲的生活,这使他们之间变得更加亲密，生活也变得更加丰富。下班后，他会去父亲的家里给他洗澡，喂他吃饭，扶他上床。然后和母亲坐在一起，谈论他作为父亲和丈夫所给予他们的一切。他知道父亲是一个慷慨、有才华、外向、有传奇色彩的人物。他是他的榜样，他大部分的生活都依靠于父亲的教导和指引。他说话的时候眼中满含着泪水。

能够轻柔地为他深爱的人洗澡穿衣让他感到满足。虽然他们不能言语沟通，但这样的交流比他经历过的其他任何事情都更有意义，这也是他生命中的一个转折点。近年来，他成功了，赚了钱，结交了富有的朋友，并开始吸食可卡因。他来找我，让我帮他停止那些具有破坏性的、与父亲曾经给他灌输的价值观相反的行为。但他吸毒的动机不是为了放纵。自从他的父亲突然患上痴呆症，他感到深深的惶恐，因此借助毒品来克服自己没法面对的恐惧。

重塑生活意味着接纳父亲与他的疾病

照顾父亲的那几个月令他理解了自己开始吸毒的原因，于是他开始戒毒。同时，他也即将成为一个父亲，希望他的父亲能活着看到孙子出生。可惜这个愿望没能实现，在婴儿出生之前三周，他的父亲就去世了；然而，开始照顾父亲以后，他就对自己身为父亲应担的责任有了新的理解。为了和父亲更加亲密，他设法调整了自己的生活。与父亲相处的这段时间无疑使他面对和处理悲伤的能力变得更强。虽然失去父亲的痛苦并没有减轻——实际上可能更严重一些——但是悲伤总会过去,留下的将是相处时的美好回忆。

另一方面,他的哥哥对父亲的"放弃"感到愤怒和怨恨。父亲变化如此之大,哥哥无法跟这样的父亲相处。他对这个不再熟悉的人充满了厌恶。他不能面对和处理父亲的变化,也无法面对和处理为了妥善化解悲伤所需作出的转变。最终,父亲的去世只是加剧了哥哥的愤怒和被背叛的感觉。

为我的病人重建生活,要建立在他接纳父亲和父亲的疾病,适应与他们之前完全不同的关系和互动方式的能力上。他的哥哥无法接受这一变化。父亲不再是抚育他们的导师,而是一个无助的孩子。他们不再是依赖于父亲的儿子,而是具有了一个新的角色和目标的照顾者。

这个故事说明,减少由疾病带来的痛苦和损失,并不是单纯参与其他活动就能解决的问题,我们需要参与能帮助我们接纳痴呆症现实的活动,并最终挺过去。的确,没有什么事情能强大到足以取代常伴我们的伤痛和思想。更重要的是,人一旦因为失去所爱之人而产生悲痛,很多活动都变得没有吸引力,甚至都不愿去尝试。

父亲不再是导师和向导

消除悲伤能够使他获得什么才是这个故事的核心。很明显,消除悲伤的目的是摆脱痛苦的情绪和折磨——从不舒服和不想要的状态中解脱出来,就好像这些痛苦从来都没发生过。换句话说,回到受损失之前我们所熟悉并感到满意的状态。当然，这是不可能的，因为一些事情已经发生了，覆水难收。

有时损失似乎超出了我们可以承受和克服的底线。此外，损失还会引起自责、孤独，无法从过去的情感中脱身的无力感，从而导致我们对正常活动无法提起兴趣。

痴呆症可能使照料者感到孤独

从上面的故事可以看出，失去了亲密的关系后，由于人们会对所失去的不断地进行追思，并为减轻痛苦、绝望而努力，人们消除悲伤的能力可能会被弱化。情感体验类似于我们处理伤口的方式，正如那个克罗地亚年轻姑娘的经历所反映的，这种情感体验包括意义和安全感的丧失。除非我们能以一种新的世界观融入新的现实，以一种新方式面对新世界，否则情感体验将脱离现实，成为经常焦虑的来源。一直只用一种方式进行观察是有问题的，不太可能取得进步并解决问题。在亲人患痴呆症的案例中，我们日常的关心和担心丝毫没有减轻，不断到来的挑战和困境总是让我们感受着失去，使我们排斥其所带来的痛苦情绪。

看来把负担和痛苦变得有意义几乎是不可能的，因为根本无法摆脱这些负面情绪。寻求暂托服务可以使你暂时放松一下，以便处理其他急事，分散一些注意力，恢复失去的能量，使你能够尝试其他有意义的出路。然而，你也许需要心理帮助，谈谈这个艰难的时刻，

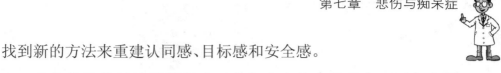

找到新的方法来重建认同感、目标感和安全感。

悲伤情绪的消除最终取决于我们个人能力的提高。更务实地来说，在我们面临令人十分不安的转变时，在我们面对让我们迷失方向、感到害怕的改变时，在我们身处与过去获得的生活经验完全不同的新的现实时，这是一种使我们适应现实的能力。因为变化总是不确定的，我们无法自信地预测等待我们的是什么命运。

痴呆症会使人想到死亡，变得脆弱

痴呆症会使患者脱离社会，失去友谊，变得孤独，甚至会让患者的社会地位发生变化。恐惧也会随不确定性而来。痴呆症这类疾病会使人想到死亡，变得脆弱，但我们应当学会把它放到一边，装作它不会发生。

化解这一问题的能力也是当我们面临同样的问题时能够比较平静而优雅地看待它的一种能力。在下一章我想谈谈痴呆症患者的家人可以做的一些实际的事情。

第八章　家人能做些什么呢？

　　早期准确的检测能改变人们的生活。中国，尤其是边远地区，缺少记忆门诊以及训练有素的神经病学家和精神病医生。只有少数诊所能够为痴呆症患者提供全方位的药物治疗和心理服务。许多医生不知道在常规医疗检查中如何识别和检测痴呆症，多达 90% 的痴呆症患者从未被确诊过。这意味着许多病例没有被发现和报道。所以，病患和照料者得到的信息和支持少之又少。其直接后果便是，人们不知道自己患的是什么病以及如何治疗，因而整个家庭都要背负痴呆症患者带来的种种负担。人们经常以为这是正常衰老的表现，或者是一种精神疾病。因为上述两个原因，他们不寻求医疗或社会建议，还有些人因患病感到丢脸而害怕去寻求帮助。

　　人们担忧的一件事是，一些症状可能不是患痴呆症的结果，而是随着年龄增长发生的变化；可能是心理问题导致的记忆力和注意力衰退，优柔寡断；还有可能比痴呆症更难治疗。在任何情况下，重要的是确诊是不是痴呆症，好让患者和其家人提前作出计划，并使患者在作相关重大决定的时候完全参与其中。

勉为其难不可取

至关重要的是,随着年龄的增长,人们面对疾病会变得更加脆弱,会对未来作出一些判断和选择。通常来说,痴呆症与因遭受损失而引起的抑郁和焦虑情绪有关(这些情绪反过来又会加重痴呆症的症状),当别人为患者作出选择而患者对这些选择感到害怕或无法处理时,这些情绪就可能出现。患者可能无法完全自理,可能忘记事情,但他们仍有感觉,他们需要你明白他们的情感依然很重要,即使这些情感他们很难向其他人开口。讨论今后对他们的照料计划,会让他们了解将会发生什么事,包括了解在子女们搬到不同的城市工作以及传统的赡养方式改变的情况下,他们被家人抛弃的概率。

另一个重要的方面是我们跟自己关心的人谈话时,要让他们感觉到自己真正地受到了关注。我们可以使用第六章中谈到的原则和技巧进行真诚、有效的沟通,坦率地谈论未来,并鼓励他们参与到有必要的计划中来。我们应该允许他们选择谈话的内容并决定重要的事情。在家庭中,长辈希望自己的意见受到重视,他们想要实现什么、设定什么目标、做什么,这是他们的选择,勉为其难并不可取。

痴呆症患者希望照料者可以分享照料工作的情况,这一点很重要,这样老年痴呆患者就可以很好地了解照料者在日常生活中可能遇到的问题。作为照料者，和痴呆症患者谈谈你的需要，有时真的很重要，比如你可能在自己和别人的时间分配上没有商量的余地，而只有和患者沟通，你才有可能管理自己的生活。

很难评估痛苦程度

有时对于正在发生的事情，你和他们一样感到困惑和烦恼，但是你希望能够帮助他们改善他们的生活质量和身体机能，尽量将亲情延续下去。与此同时，你需要保护你自己，保护依赖你的人的利益。

除了前面谈到的记忆力下降和迷路之外，语言能力也可能成为问题，语言问题有不同的表现形式，例如痴呆症患者能不能说话？他们的话是否含糊不清、难以理解？他们是否很难找到恰当的用语？不同症状的出现是因为不同的大脑区域受损，进而影响人际交流。

超过 60% 的痴呆症患者同时患有抑郁症，抑郁症不仅会导致许多严重的问题，还会使痴呆症的症状恶化。因语言能力低下而不能将急性或慢性疼痛等问题表达出来的患者，可能被误认为不愿合作或无故抱怨；无法确诊疼痛类型的患者，可能被认为不愿意治疗。这些问题可以归咎于医疗卫生专业人员的缺乏，故而导致患者缺少需要的药物、不能接受住院治疗，也会导致他们觉得自己的声音得不到聆听，或者自己的需要得不到解决。一个人被痛苦折磨就会消

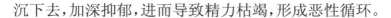

沉下去,加深抑郁,进而导致精力枯竭,形成恶性循环。

即使是专业人士,也很难为有精神障碍或沟通问题的痴呆症患者进行疼痛评估,从而导致不能有效地缓解痛苦。尽管照料者已竭尽所能去理解患者,解释他们的能力范围,提供有效、适当的治疗方案,但疼痛评估的缺乏会导致痴呆症患者沮丧和绝望,因为他们觉得自己正在失去掌控生活的能力。

重度痴呆症患者需要持续护理

一旦痴呆症变得严重,患者将需要持续的照顾,而且他们的病情可能快速恶化,因为痴呆症到了这个阶段,有效的治疗手段已经不多了,例如如果他们患了血管性痴呆症,医生可能建议进行降低血压的治疗,但这些治疗可能成效不大,因为大脑的相应区域已经因为缺乏足够的血流量而无法恢复正常功能。阿尔茨海默症被确诊的时候,大脑记忆中心的 60% 已严重受损。然而,你需要了解是否有其他的情况(如感染)或药物(如抗胆碱能药物)使症状恶化。当你寻求专业帮助的时候,这一点可以由全科医生检查出来。

你要记住,你患病的亲人仍然有感觉,他们的情绪反应可能仍然完好无损。抑郁症在痴呆患者中普遍存在就说明了这个事实。重要的是尽可能让他们做感到快乐的、喜欢的事情,比如吃喜欢的食物,养一只宠物,听以前一直喜欢的音乐,即便他们只是一遍又一遍地播放同样的曲子。如果子孙或其他亲人不能常常陪伴在患者周围，可以将他们的声音录音，这有时能给患者带来快乐。还可以同患者谈论很久以前发生的事情，这也能带来同样的效果，因为跟短期记忆比起来，他们的长期记忆受到的影响要小得多。他们不记得亲人的存在，但是亲人能跟他们在一起会更好，虽然看似浪费时间，但是会给他们带来快乐。在这里我要提醒儿女们，要多为老人着想，多去探望他们。

病患的情感反应往往完好无损

患者可能不记得做某件事，但是没有关系。如果他们感觉良好并且以微笑让你知道他们的痛苦和悲伤有所减轻，他们往往会记住自己的病情正在缓解这一状态，从而减轻抑郁。

生命到了这个阶段，他们体会到的可能不只是身体还有精神上的痛苦，应该让他们尽情享受。看到他们的身体不断衰弱，在忍受病痛的折磨，你会感到很伤心。但是我坚持认为亲人应陪在患者身边，竭尽所能地使他们每一天都感受到快乐。

澳大利亚政府推出相关计划帮助患者家庭支付包括清洁、购物等费用，如果照顾病人的时间很长，亲人可以享受一段时间的假期。在中国，一些大城市会提供信息服务和扶持。从 2010 年起，民政部门和一些地方政府开始出资提供护理培训。你可以联系当地的医院或社区中心，看看可以得到什么帮助。北京有些个人和组织机构，如世界卫生组织合作中心，在进行信息、扶持和治疗等试点项目的研究,旨在了解集体培训和患者家属的照料是否可以帮助患者减轻负担,减缓疾病恶化。

　　家庭成员也需要关注患者及自身的安全,因为患者可能忘记关燃气、水龙头,或因失去平衡而跌倒。在这里我要再一次提醒,获取一些援助很重要,因为这些援助可以减少他们所遭受的伤害,同时减缓你的焦虑,减轻照料带来的压力。

类似悲痛的感觉会令人不知所措

　　当亲人患病的时候,亲属们会感到伤心和失落,类似于悲伤和茫然。这种感觉的出现往往和不再拥有痴呆症患者的支持和陪伴有关,还有可能是因为失去了原来一直深知和珍惜的人。痴呆症患者可能因病变得孤僻冷漠,使得亲属无法去爱。类似悲伤的感觉,如思念、执着、愤怒、指责、内疚、悲伤、痛苦和焦虑,可能令人困惑,使人软弱,使人被误解。这时,你可以让全科医生给你安排一个心理医生,谈谈你正在经历的事情以及你可以怎样照顾自己。陷入一堆情绪中对你没有好处!

　　痴呆症通常伴随着某些机能严重衰退的症状。有些事件会使症状恶化或带来其他问题。不过有些症状是可以治愈的。进行治疗可以缓解症状带来的不必要的痛苦,而一些症状如果不及时治疗则会产生严重的后果,因此,寻求治疗是一个非常重要的决定。

　　如果有迹象表明出现了其他复杂的问题,可以让医疗人员在制

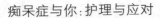

订治疗计划时把这些情况考虑进去，预防健康风险，为痴呆症患者造福。

治疗的目的是弥补失去的能力

尽管痴呆症几乎是无法治愈的，但是我们可以延缓疾病恶化、维护身体机能，短期内改善痴呆症患者和照料者的生活质量。然而，在疾病晚期，想要治愈、逆转症状或者复原的想法是不切实际的，应该考虑通过干预手段来改善身体机能，延缓疾病恶化，优化生活质量。

治疗和支持的目的是对已丧失的能力进行补偿，实现这一点需要加强仍然完好无损的功能，简化或避免一些身体指令，改善环境，提供外部支持。

有了这些知识，你可以帮助他们调控自己的生活，并在他们还能明确将来想要什么样的生活的时候制订计划。当疾病恶化到一定程度时，治疗会变得非常困难，甚至变得不可能，所以需要强调预防的重要性以保持最佳的健康状态。在疾病发生的早期，仍然有机会通过改变生活方式来预防痴呆症。

下一章将重点关注这些策略的制定以及如何实现它们，重点谈到锻炼、饮食、营养和行为方式的改变。

第九章　预防痴呆症，
我们能做些什么？

在中国，大约有两千万人被列入超重和肥胖人群；由于男性吸烟率极高，加上空气污染严重，糖尿病患者和呼吸道疾病患者的数量不断增加。

改变生活方式，如戒烟、减肥，可以降低罹患痴呆症的风险，还可以推迟发病时间，减缓痴呆症的恶化。人们现在普遍认为保持活跃的思维不仅可以降低罹患痴呆症的风险，还能使人们更好地应对痴呆症，使身体机能更长时间地保持在一个较高的水平。

研究表明，某些物质对大脑的功能和健康非常重要，经常性的适度锻炼和营养摄入也很重要。流向大脑的血液通过提供氧气和葡萄糖等必要物质，为大脑运转提供能量；提供维生素和矿物质，保证脑细胞正常工作；提供酶和抗氧化剂，保护细胞，维持大脑的健康。

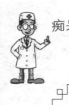
在现代生活中我们经常感到焦虑和压力

本章着重于探讨痴呆症的预防：在发病的迹象出现之前，甚至在检测到早期迹象之后，我们能做些什么来降低患痴呆症和其他慢性病的风险。

我们呼吸的空气受到了污染，这影响到我们所有人。有些有毒物质的吸入是可以大大减少的，比如香烟烟雾和汽车尾气。然而，一些污染物是我们生活方式的产物，例如雾霾、杀虫剂中的毒素和塑料制品。此外，我们都受太阳直接辐射的影响，受自然环境和城市环境中背景辐射的影响。现代生活的快节奏也常常使我们感到焦虑和压力。

这些都会影响我们的身体，降低我们的免疫力和防御功能，提高痴呆症和其他疾病（如关节炎和癌症）的发病概率。

为了把风险降到最低，我们需要确保健康的饮食，摄入充足的营养，包括蛋白质、碳水化合物和脂肪，通过适当的运动和均衡的营养保持健康的体重，选择低饱和脂肪的食物，并尽量减少摄入加工过的反式脂肪和碳水化合物，包括糖、白米和面包，盐的摄入要适量。每天喝八杯水，适度饮酒，食用富含抗氧化剂的食物，这些都能起到预防作用。

良好的营养和适度的运动可以将痴呆症发病的风险降低约 45%

慢性炎症可能是许多严重疾病的一个主要成因，包括心脏病、癌症和痴呆症。在刺激免疫活动处理急性损伤或感染的过程中，发炎阶段是不可避免的。然而，若炎症持续存在或者采取的治疗全无作用，就会损害身体，引发疾病。不良的饮食习惯、压力、缺乏锻炼、遗传因素以及接触有害物质（如吸二手烟）都可能导致慢性炎症。要减少长期的慢性炎症，摄入充足的维生素、矿物质、必需脂肪酸、膳食纤维和防护性植物营养素必不可少。

阿尔茨海默症协会建议我们每天摄入 2500 卡路里的能量，这一数字根据性别、活动量和年龄的不同而有所不同。我们的能量最好来自于低糖、提纯和加工工序少的食物。我们每天应该摄入 100 克蛋白质，少吃熟肉，可以通过多吃鱼类和高质量的天然奶酪、酸奶来获取每日必需的蛋白质。纤维的摄入量应为每天 40 克，从水果（尤其是浆果）、蔬菜（特别是豆类）和粗粮中获取。

健康的饮食应该包括脂肪的摄入，每天的摄入量约为 67 克，建议摄入的饱和脂肪、不饱和脂肪和多不饱和脂肪的比例是 1∶2∶1。减少食物中的饱和脂肪，以充足的必需脂肪酸代替，尤其是 ω-3。高纤维的饮食有助于消化，确保消化系统健康，且有助于对营养物质的适当吸收。在某些情况下，尤其是随着我们年龄的增

59

长，天然酸奶中的益生元和益生菌都有助于维护肠道，促进营养吸收。

吃不同颜色的食物

研究表明，过多地摄入饱和脂肪和胆固醇会阻塞动脉，使痴呆症的患病风险提高。但是，高密度脂蛋白或"好"的胆固醇有助于保护大脑细胞。最近的研究表明，氧化后的低密度脂蛋白是"坏"的胆固醇，其积累在受损的血管壁上会造成堵塞，导致血流量减小。

阿尔茨海默症协会提出，进食新鲜食物，包括大量的水果和蔬菜，是获得日常所需维生素、矿物质和微量元素的最佳方法。和必需维生素与矿物质一样，水果和蔬菜含有天然的抗氧化剂。

抗氧化剂是一种能够保护细胞免受自由基（在正常代谢的氧化过程中产生的不稳定分子）引起的氧化损伤的物质。除了慢性炎症，人们认为氧化应激导致的自由基损伤也是痴呆症的一个重要成因。事实上，大量研究表明，痴呆症患者的大脑严重缺乏抗氧化剂。

补充剂对健康的饮食很重要

有些食品是具有保护性的，目前的研究表明它们可能会保护脑细胞，降低患心脏病和中风的风险。食品中的抗氧化剂对身体健康很重要，因为它们可以"对抗"损害身体的自由基。

抗氧化剂包括 β- 胡萝卜素，番茄红素，维生素 A、C 和 E。一般来说，香料、香草、黑皮水果和蔬菜中的天然抗氧化剂含量最高。这些蔬菜包括甘蓝、菠菜、苜蓿芽、椰菜、甜菜、红椒、洋葱、玉米和茄子。抗氧化水平高的水果包括巴西莓、小红莓、梅干、葡萄干、蓝莓、黑莓、草莓、树莓、李子、橘子、红葡萄和樱桃。研究表明，红色或紫色果皮的水果、花生和红酒中天然存在类黄酮，这种化学物质可以起到抗氧化的作用。红酒中的抗氧化剂来自葡萄皮的发酵。

然而，饮食中的微量元素不足可能会降低抗氧化防御机制的有效性。随着年龄的增长，人体对重要微量元素的吸收会减少，所以好的饮食习惯少不了多种矿物质的补充。

科学研究表明，均衡饮食，每日摄入适量的水果和蔬菜，可以促进健康，降低心血管疾病的死亡率。最近欧洲的一项研究对 25000 多人进行了 13 年的跟踪调查，结果表明每天吃 500 克水果和蔬菜，可使死亡率降低 10%。

所有的食物都应受到珍惜

更接近于自然的新鲜食物营养丰富，对身体更好。新鲜食物和天然的补充剂能提供更容易吸收的维生素、矿物质和抗氧化剂，而香肠和白面包等加工食品含有很多防腐剂，不是新鲜食物，通常营养价值不高。

早餐和午餐可食用含蛋白质和谷物的食物，如金枪鱼、鲑鱼和高纤维食物，以改善大脑功能，提高机敏性。晚餐时富含碳水化合物的食物是最理想的，如用全谷物制成的面条和蛋白质，它们能帮助人们放松，改善睡眠。

虽然抗氧化剂可以天然形成，但是浓缩配方产品可促进其吸收，保证每天的摄取量。我们的身体不能产生人体必需的维生素A、C、E，因此必须通过食物和补品获得。维生素C常用来治疗普通感冒，作为一种强抗氧化剂，它可以提高人的免疫力，增进人体对食物中铁的吸收。血液中的铁将氧气携带到大脑，增加供氧量，改善大脑功能，抵御痴呆症和抑郁症。维生素C能加强毛细血管壁，减少炎症，减少渗入组织的血细胞和蛋白质。

含有维生素E的天然食物包括植物油、谷物、肉类、家禽、蛋类、水果、蔬菜（花椰菜和菠菜）、麦胚油、向日葵和红花油、坚果和种子（杏仁、葵花籽、花生、榛子）。食用绿色蔬菜加一点点健康的脂肪，可以帮助维生素E的吸收达到最大化。

还有许多其他的天然抗氧化剂

虽然很多食物都含有维生素E，维生素E缺乏症也非常罕见，但维生素E是一种抗氧化剂，每天都需要适当的消耗以保护身体。

研究表明，饮食中（食物而非补品）维生素E含量高的人患慢性病的风险非常低，并能更好地控制慢性疾病的症状。如果未能从饮食中获得足够的维生素E，可以服用维生素E补充剂，帮助预防大脑、肌肉和神经系统疾病，包括痴呆症。

其他的天然抗氧化剂还有许多。人体内很多器官要维持正常功能和化学反应都需要抗氧化剂。它们有助于给细胞供能，并中和退化过程中的自由基。虽然辅酶 Q-10 遍布人体全身，一些肉和鱼中也有存在；α- 硫辛酸在肝、肾、菠菜、花椰菜、土豆中都有存在，但是随着年龄的增长，它们会变得越来越少。它们也可以作为膳食补充剂。在一些欧洲国家，α- 硫辛酸被批准用于治疗糖尿病和与神经相关的糖尿病，辅酶 Q-10 在日本和欧洲的部分地区很受欢迎。有些人也在使用抗氧化剂抵御记忆丧失、慢性疲劳综合征（CFS）、艾滋病毒／艾滋病、癌症、心脏和血液疾病。

α- 硫辛酸也用于治疗眼科疾病，如视网膜损伤、白内障、青光眼，它在体内分解碳水化合物，将其转化成能量，提供给身体里的器官。

科学试验中有令人信服的证据证明抗氧化剂可以提高抗氧化活性，特别是在肠道中。据悉，某些抗氧化剂被广泛应用于多种健康问题的预防或治疗，特别是对有关衰老和退化的疾病效果显著。

南美的棕榈果（巴西莓）含有大量的抗氧化剂，经证明其价值很高。一项随机的安慰剂对照试验显示，食用巴西莓的试验人群明显比未食用巴西莓的试验人群血液中的抗氧化剂更多，氧化应激因素更少。进一步的研究显示，这种浆果的提取物可使关节炎患者的疼痛显著减轻，使关节更灵活，减少炎症，还能降低糖、胰岛素和胆固醇等心血管疾病标记物的水平。

随着年龄增长,身体吸收必需的维生素和养分的效率降低

人体必需的脂肪酸存在于鱼、一些种子和水果中,这些脂肪酸可以降低痴呆症的患病风险。很多鱼,如大比目鱼、鲭鱼、鲑鱼和金枪鱼,都含有有益的 ω-3 脂肪酸,可以每天服用鱼油胶囊。还可以食用一些水果和坚果:巴西莓、亚麻籽、杏仁、美洲山核桃和胡桃,它们含有丰富的维生素 E 和脂肪酸。维生素 E、C、B12 和叶酸(B9)能降低患痴呆症的风险。

维生素 B6、叶酸(B9)和维生素 B12 不足会导致同型半胱氨酸增多,这可能比胆固醇对健康构成的风险更大,而这些都会提高心血管疾病和阿尔茨海默症的患病风险。近期一项随机对照研究表明,叶酸和其他维生素 B 补充剂可以减缓老年人认知能力的下降,这可能与降低同型半胱氨酸的水平相关。因此,足够的营养摄入,包括维生素 B 群,可能对预防记忆力丧失和阿尔茨海默症有帮助。更具体地说,维生素 B12 缺乏是痴呆症的成因之一。随着年龄的增长,人们对食物中维生素的吸收率降低。肉、鱼、家禽、鸡蛋、乳制品中含有 B12,如果食用这类食物过少就需要补充 B12,尤其是素食者。缺乏 B12 的患者早期症状有迷惑、冷漠、易怒和迟钝,因此会被误诊为抑郁症。定期补充维生素 B 复合物可以预防中风,约 55000 人参与的一项研究显示,服用维生素 B 的人中风率降低了 7%。

益生菌已被用于许多胃肠道相关疾病的治疗,包括持续便秘,过度使用通便剂导致的结肠损伤,腹泻,大肠内壁炎症,肠易激综合征、过敏性结肠炎。

营养成分大多含于果肉、果皮和籽仁中

如上所述,我们要从大量不同类别的食物中获取所需的营养。因为土壤中我们需要的矿物质很少,食物的加工工序多,存储时间长,所以食物的营养价值较以前更低。此外,随着年龄的增长,我们的身体不能那么有效地吸收必需的维生素和养分。因此,每日服用高浓度的天然产品制剂(我们所需要的)会有所帮助。如果这些产品中包含其原材料果肉、果皮和果仁所含的营养,而不是只保留颜色、口味和防腐剂,就更为有益了。最好产品中含有我们每一天维持最佳健康状态所需要的所有维生素、矿物质和其他物质,并且含量均衡。

大脑供血和痴呆症之间的因果关系很重要。轻微中风常被人忽视,但它是血管性痴呆症和其他形式痴呆症的一个主要因素。维生素 E 和维生素 B 可以在高危人群对类似疾病的预防中起到重要的作用。

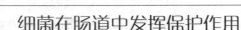

细菌在肠道中发挥保护作用

研究表明，从草药中获得的银杏叶提取物可以改善大脑血液循环，减少紫外线造成的细胞损伤，因此适用于因大脑的血流量减小而导致的某些症状，尤其是对老年人而言。这些症状包括头痛、耳鸣和眩晕。银杏叶提取物也经常用于记忆障碍的治疗，包括阿尔茨海默症。因其能够改善血液循环，所以可能也可以改善大脑、眼睛、耳朵和腿的机能。

一项独立的科学研究表明，坚持摄入营养和膳食补充剂，加上适度的锻炼，体重12周可平均减轻6公斤，血糖水平、心血管危险因素、炎症和抗氧化状态能得到显著改善。在另一项波士顿大学的联合研究中，使用葡萄籽提取物作为补充剂，结果显示其改善了参与者的毛细静脉功能，从而降低了患心血管疾病的风险。

随着年龄的增长，人们从食物中吸收营养的能力会降低。这常常发生于胃、肠道和肾脏的功能变弱或存在障碍，缺乏维生素D和维生素B12的情况下。泄泻肠道综合征在老年人中很常见，他们也经常出现普通肠道炎症和过敏问题以及食欲不振、消化不良的情况。这些可能是长期积累的不良细菌增多，健康消化所需的有益细菌减少和病原体引起的。

食品质量下降

研究表明,肠道里的某些细菌可能会加重炎症,而另一些细菌则能起到保护作用。原因可能是经常使用抗生素不仅会杀死让我们生病的细菌(微生物/细菌),也会杀死那些生活在我们的消化系统中、将我们摄入的食物分解和将营养吸收至体内所必需的细菌。这些有益菌有防止坏细菌活动的作用,服务于用来对抗疾病的免疫系统。

益生菌和益生元可用于恢复和培养肠道里的保护性细菌。人们可通过服用胶囊、粉剂、含有酵母或细菌的饮料(牛奶或酸奶)来摄取。经权威认证,它们是安全的,很少引发问题。

研究表明,使用益生菌可以治疗急性感染性腹泻,预防与抗生素相关的腹泻和肠道炎症,如慢性肠炎、克罗恩病和肠易激综合征,防止溃疡性结肠炎复发。

食品质量在下降,紧张的生活节奏让我们非常看重便利性,所以营养补充剂是必要的,它可以维持良好的健康状况,保证身体的自愈功能。最好的补品是食物,我们摄入食物也是为了保证最佳的健康状态。而且,显而易见的是,食物没有副作用!我们需要教医生们用这个常识性方法来预防肥胖和慢性疾病,如糖尿病和痴呆症。

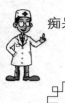

细菌和酵母给我们的健康带来很多好处

下一章主要介绍生活方式的改变可以提高痴呆症患者的生活质量以及采用"以人为本"的方法来照顾患者。在下一章我将解释护理的概念，并在十二章和十三章中作进一步的阐述。我想谈谈如何使痴呆症患者保持最佳健康状况以及预防其他慢性疾病。我将谈论的主要预防方式包括药物治疗、锻炼、食物和营养。

第十章 我们还能做点什么？

上一章讲述了预防慢性老年性疾病的重要性。尽早地改变生活方式对我们的健康和生活有着深远的影响，尤其是在中国。数据显示，中国的肥胖率、吸烟率以及患糖尿病的比率正在不断攀升，而这些都会提高痴呆症的发病率。但在一些发达国家，由于人们生活方式的改变，这些比率都在下降。

照顾痴呆症患者对于照料者和患者而言都是十分困难的。照料者既要考虑痴呆症患者的合法权益，又面临着照料费等财务问题。我会在第十四章详细地讲解这些问题。

尽管我们能做的越来越少，但我们能采取一些措施来让我们的生活更轻松，最大化地提高我们的生活质量。即使我们真的患了痴呆症，改变生活方式也能带来好处。这种方法通常被称为以人为本的护理。这种护理方法能最大限度地减小照顾者的压力。在第十二章（我会谈到老年护理中心）及第十三章中我会详细地介绍这种护理方法。

药物混用使病情恶化

　　本书前面讲到痴呆症可能伴随一系列的症状。这些症状有的是由痴呆症引起的，有的则不是，如抑郁、食欲不振、睡眠不足以及某些情况下出现的行为障碍和幻觉等。使用抗抑郁药等药物通常能帮助减轻这些症状。一些针对某一类痴呆症的药物可以帮助改善一系列的症状，延缓发病。然而，还有很多药物会使情况变得更糟。也就是说，只有某些特定的药物能对我们的大脑功能产生积极的影响，对很多开给痴呆症患者的其他药物，患者应避免使用。

　　许多痴呆症患者使用抗精神病药物来减少焦虑、幻觉，缓解过激情绪。但有些痴呆症患者使用这些药物后情况变得雪上加霜。研究表明，以人为本的关怀策略能更有效地治疗行为问题，在后面的章节我将详细阐述相关内容。对于患者而言，即使小剂量地使用这类药物，也会带来严重的副作用。

　　除了避免滥用以上药物之外，痴呆症患者还应谨慎使用抗精神病药物。这类药物不仅见效慢，而且可能是痴呆症患者某些病理的主要成因。澳大利亚老年护理中心的一项调查显示，澳大利亚每10位痴呆症患者中就有3位使用抗精神病药物。一些护理中心甚至把抗精神病药物作为治疗工具，给多达80%的痴呆症患者开抗精神病药物。

开处方之前要进行准确的诊断

通常情况下，痴呆症患者的小便失禁、呼吸困难、尿路感染等症状可使用抗胆碱能药物来治疗。然而，随着年龄的增长，大多数人会逐渐缺乏形成大脑信号的基本化学物质。这些药物会进一步减少这些化学物质，给痴呆症患者带来更大的副作用。在这里我想再次声明，采用关怀的策略能减少患者对药物的需求，例如保持卫生间的灯在夜间常亮，使患者能轻易地从床上看到卫生间的情况，能降低患者尿床的概率。要仔细监控和小心使用抗胆碱能药物。由于这些药物带来了一些问题，一些人声称使用可以降低乙酰胆碱水平的药物（如抗胆碱酯酶抑制剂）会对早期阶段的痴呆症患者有所帮助。然而，尽管前期反应很好，这些药物的后期试验结果并不理想。安理申就是这些药物中的一种，它似乎只对早期痴呆症患者有效，最多只能将痴呆症的发病时间延迟六个月。

其他一些药物会引起记忆丧失和混乱，包括抗抑郁药、抗惊厥药、抗组胺药、糖皮质激素、镇静剂以及麻醉止痛药。健康的饮食可以降低患心脏病和糖尿病的风险。

最新的研究表明，进行过雌激素或雌激素—黄体酮替代治疗的女性患痴呆症的风险更高。在某些情况下，自然产品并不比普通药物更有效。然而一些天然激素替代品和自然产品，如圣约翰草（抗抑郁药物）或银杏叶（用于维护心血管健康），通常没有严重的副作用，也不存在与其他药物相互作用的问题。

医生会与患者核实这些情况，因为在开处方之前必须进行准确的诊断，在诊断过后也要进行一次彻底的药物检查。一个好医生还应该能够提出建议：建议患者用天然产品替代合成产品。同时，咨询自然健康医生或营养师也会有所帮助。

此外不要低估了现代医学的先进性。我们要意识到人类之所以能活得更久，在很大程度上归功于医学的进步。外科手术、抗生素、化疗和放疗等医学手段使我们每天都能看到奇迹发生，一些病人因此活得更长久。

均衡而营养的饮食非常有益于健康，特别是心血管系统的健康。虽然年龄和家族史（遗传）是痴呆症的两大主要风险因素，但研究表明健康的生活方式对预防痴呆症有着至关重要的作用，例如健康的饮食和定期的锻炼。良好的营养结合适度的运动可以使患痴呆症的风险降低约 45%。

营养不良的人更容易患病

适度的运动包括家务活、轻度的室外活动（大扫除、冲洗花园）、爬楼梯以及游泳、散步之类的活动。健康的身体能够减少脑细胞的损伤，而脑细胞同痴呆症紧密相关。健康的身体还能帮助对抗抑郁症，抑郁症是痴呆症的常见并发症。要多与痴呆症患者讨论有关锻炼的话题。锻炼要适量，要使人身心愉悦。一些团体运动既有趣也对身体有益,如太极、散步和广场舞等。

没有一种特定的饮食能够预防痴呆症。然而,健康的饮食有益于预防其他疾病,如糖尿病和心脏病等。由于大脑健康和心脏健康密切相关,所以健康的饮食也许能间接预防痴呆症。更为重要的是,我们现在已经了解到大多数慢性疾病的根本原因是细胞氧化应激损伤和慢性炎症。尽管许多人主张食用"健脑食物"来预防或缓解痴呆症,但这项研究还未得出确切的结论,虽然用于衡量幸福指数的原则也可以用在这里。例如,大脑化学信使对大脑健康至关重要。这些化学信使多存在于豆类、肝、全谷类、富含叶绿素的食物、卵磷脂和蛋黄等食物中,因此,基本的饮食原则是食用不同类别的食物。

如上所述,对大脑有益的健康饮食即食用能够降低患心脏病和糖尿病的风险,推动血液流向大脑,低 GI、低盐和低胆固醇的食物。大脑需要营养平衡才能保证心脏的正常功能,这些营养包括蛋白质、脂肪和碳水化合物。健康的饮食习惯需要与体育锻炼、心理活动和社会互动相结合才能发挥最大功效。营养不良的人更容易生病,受伤或患病后恢复的速度也更慢。对于许多老年人来说,营养不良是一个主要的健康问题。

精神抑郁的人更缺乏努力的动力

适当的饮食和高质量的食物补充能使身体更高效地工作，提供更多的能量，增强对药物的吸收，控制体重，对大脑和身体都有好处。一项对 1500 名成年人展开的长期调查发现，肥胖的中年人患痴呆症的概率是正常人的 2 倍，高胆固醇和高血压的人患痴呆症的概率是正常人的 6 倍。

老年人时常出现的抑郁和悲伤情绪会导致他们失去生活的动力，因此食物摄入量逐渐减少。食物摄入量减少会导致营养缺乏，有时甚至会导致重要的维生素缺乏以及毒素在身体和大脑中堆积。这些反过来又会导致食欲下降和睡眠障碍，形成恶性循环，让抑郁情绪变得更加严重。

痴呆症患者可能会食欲不振，渴望甜食，忘记吃饭、喝水，忘记如何咀嚼或吞咽。他们可能会经历口干舌燥的情况，这通常是由假牙或者蛀牙带来的不适，这同样使他们无法感受到食物和饮品的美味。

随着年龄的增长，痴呆症患者营养不良的概率会不断上升，体内的某些基本维生素、矿物质和营养物质会不断减少。他们可能不再吃正餐而只吃零食和饼干。

痴呆症患者可能会忘记吃饭

　　研究表明，经常摄入新鲜水果和蔬菜有益身体健康，能够改善心血管功能，从而延缓死亡。一项调查显示，食用绿色带叶蔬菜的女性比很少吃这些蔬菜的女性在心智功能方面年轻一到两岁。

　　如上所述，痴呆症往往伴随着一些其他问题，导致身体功能衰退，这些问题可能不是由痴呆症引发的，却会使情况变得更糟。随着年龄的增长，睡眠障碍问题日益普遍，这又会加剧其他方面的问题，如易怒和产生沮丧情绪。人体内的褪黑激素是一种自然产生的荷尔蒙，可以制成药片。黑暗会促进这种激素增加，有助于睡眠，而光会使这种激素减少。一些存在睡眠障碍的人体内褪黑激素偏少，使用褪黑激素补充剂可以调节睡眠周期，帮助入睡，提高睡眠质量。有些患者使用褪黑激素来治疗阿尔茨海默症，然而除了改善睡眠这个作用外，没有证据表明它可以直接缓解任何症状。

虽然维生素 D 可以通过一些食物来补充，但它的主要来源还是阳光

　　老年人普遍缺乏钙和维生素 D，这会导致血液中化学物质不平衡、神经信号监管失误、骨质疏松以及皮肤病等问题。65 岁以上的人都面临着缺乏钙和维生素 D 的风险以及这一风险带来的一系列

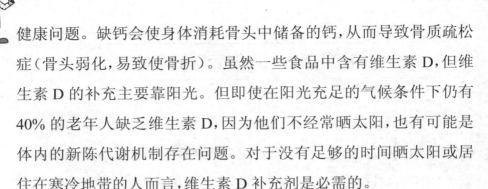

健康问题。缺钙会使身体消耗骨头中储备的钙，从而导致骨质疏松症（骨头弱化，易致使骨折）。虽然一些食品中含有维生素 D，但维生素 D 的补充主要靠阳光。但即使在阳光充足的气候条件下仍有40% 的老年人缺乏维生素 D，因为他们不经常晒太阳，也有可能是体内的新陈代谢机制存在问题。对于没有足够的时间晒太阳或居住在寒冷地带的人而言，维生素 D 补充剂是必需的。

保持良好的营养对痴呆症患者而言是额外的挑战。即使在痴呆症晚期，只要保证饮食和营养在保持健康和感觉良好方面发挥了重要作用，患者生活质量下降这一情况就能够得到缓解。因此，鼓励你所爱的人定时吃饭往往是对他们真正的关心。

痴呆症患者可能会忘记吃饭，设置闹铃或打电话提醒是有效的方法，还可将手抓食物和水果放置在患者容易看到的地方。

要尽可能地和患者一起吃饭，偶尔去一些你最喜欢的餐厅，鼓励患者多吃一些。除了陪患者吃饭、聊天之外，家人和朋友还可以帮他们准备食物，囤积健康的零食，如酸奶、奶酪或干果。这些食物无须烹饪就能食用，这样不仅能改善患者的饮食和身体健康，而且能帮助他们增加社交、滋养精神、促进心理健康，为患者带来的益处更为长久。

通过改善任务，身体功能可能会得到提高

适度饮酒可以刺激食欲，增加吃饭的乐趣。然而，饮酒过度会导致酒精替代食物，患者出现营养不良情况的风险也会增加，因为酒精本身不具有营养价值。酒精有镇静作用，可能造成患者抑郁，从而影响其食欲。患有痴呆症的酗酒者要想改变饮酒的习惯是很难的。通过保证饮食健康，抑制空腹饮酒，提供非酒精性饮料和掺水的酒精饮料等方法可以成功减少患者的饮酒量。

控制饮食、适量运动、社交、安全的环境以及感官刺激都有利于产生积极的情绪，改善健康和生活状况。然而，身体功能的下降是不可避免的，可以通过改善任务、环境或提出切实可行的策略来锻炼这些功能。

在患者患病的过程中，照料者若能做到以上这些，就可以实现初始目标：改善患者的生活质量，使其能够尽可能独立地生活。

照顾痴呆症患者的目的是改善或最优化患者的身体功能，因此关注点在于比较完善的、可以补救的能力，而不是患者的身体障碍和症状。实际上就是帮助患者提高自理能力，提高参与家庭、社区和社会活动的能力，从而保持他们的身体功能，尽可能地保障他们的安全。这往往能帮助患者保持积极开朗的性格，也有助于患者保持自制和自尊。

如果患者认为他们被忽视，他们可能会拒绝帮助

　　策略和进步应作为一个整体加以运用，训练和实践要确保作出的改变行之有效，这些改变应基于患者自身的优势和劣势，基于他们的具体情况和需求。

　　需要着重强调的是，我们必须考虑到痴呆症患者的能力。一方面，我们试图接管一切的行为会使患者感到失去尊严；另一方面，我们很可能会承担不必要的负担，而随着时间的推移，这些负担可能变得越来越多。更糟的是，我们可能不经意间建立了一种期望，一种我们必须得做点什么的期望，尽管它并不是必需的，但在短期内我们觉得自己必须这样做，随之而形成的不健康的依赖对患者和照料者而言都无任何益处。

　　接管一切也意味着我们不再为患者提供参加有意义的活动或任务的机会。规划的策略应该是提供学习和增加成就感的机会。对于一些日常例行的事，口头提示就足以保证患者的健康和安全，不必全程监督或代替患者执行。随着时间的推移，我们可以建立不太需要监督的任务，最大限度地培养患者的独立性，即使一段时间后由于身体状况不可避免地变差，他们不再能保持独立的状态。如果患者觉得自己被忽视，或者感觉自己变得无用，他们就会拒绝外界的帮助。对于这类患者，我们可以温柔地提醒或诱导他们利用自己的时间来完成日常的事务，例如打扫卫生等。

日历和笔记本可能会有所帮助

　　援助类型的确定应该基于对痴呆症患者具体任务表现的评估,对策略和调整也需要进行评估。有时候,找到更为简单的做事方法十分有益,例如利用药物分配器来检查吃药的日期或时间,这可以减轻我们的负担。我们不必担心患者服用的药物是否过量或不足,还可以简化指令,删除不必要的信息。

　　在早期阶段,使用日历或笔记本来提醒自己重要约会和日常任务十分有效。但每次列一件事情就好,不要一次罗列太多。对于患者而言,脑子里一下子装太多的事情已经十分困难,更别说一件一件变戏法似的做完。日常任务类的指示可以重复写下来,每完成一件就在清单上划掉。有时候可以将每个阶段要做的事情用图表的形式列出来。这样不仅能让记忆力得到锻炼,也可将患者对完成方式的困惑感降到最低,既帮助患者建立了自信又培养了他们的独立性。

　　在制定完成任务的策略时,一定要同痴呆症患者本人进行沟通,并考虑其能力范围、受限方面及生活需求。当人的语言能力和沟通能力受到影响时,很难准确判断其个人偏好。因此,关于患者想做何事以及如何去做这两个方面,我们很难得到准确的信息。通常情况下,他们表达的是模棱两可的事情。由于患者的脑部受损,想要清楚地表达确实不切实际。

不要忽视模棱两可或不切实际的想法

但是，我们不能因此就忽视这些想法，也不能因为觉得困难就迟迟不去弄清他们的真实意图。最好的办法是以这些想法为基础来制定策略，以实现那些符合实际、能够实现的目标。对于患者来说，让他们完成一件需要长期努力和长久注意力的任务几乎是不可能的。如果患者对一件他们说过喜欢做的任务失去了积极性，只能说明这件任务太过艰巨，而不是他们自身懒惰。把任务分成一件件可应付的小事，不仅能让患者保持注意力，还能缓解疲劳，减小压力。要想使患者专注于自己的事情，把更多的注意力放在手头的事情上，就要减少分散患者注意力的事物，少去打扰他们，比如尽量降低电视的声音，减少视觉及其他干扰。

在患者努力完成十分困难的任务时，抑或被迫完成任务或者在完成任务的过程中被打扰时，沮丧和受挫时有发生。这时候逼迫得越紧越会适得其反。缓和这一棘手状况的简单策略就是将他们的注意力转移到完全不同的事情上——让他们分心的事越多，缓和效果就越好。这个办法听起来很管用，但是我们必须牢记以下三点。

第一，痴呆症患者总是对不能立即解决的问题或给他们带来困扰的事情念念不忘，因此事情拖得越久结果就越糟；第二，他们可能真的存在障碍，这需要我们留心，并纳入新的策略中；第三，他们可能只是疲惫了，需要休息一下。

一个最简单的方法就是改变环境，使患者能够简单、安全地完成任务。比如使用易于操作或保存模拟控制的电子设备，如收音机、电视机。收音机能够锁定患者最喜欢的电台，电视节目表可以轻松地记录患者最喜欢的节目，以防他们错过；此外，椅子要便于患者起身；减少衣橱内的衣服，使他们少面对抉择，减少困惑；将浴缸或淋浴区的地面高度设计成高于卫生间的地面，并砌上台阶，铺上防滑垫，设计防滑地面以及容易注意到的提醒标志。

改变环境可以快速、安全地达成目标

根据任务的性质、完成方式以及环境的不同对目标进行合理的调整，以实现患者的机能、独立性及安全性的最大化。

安全问题往往是最大的困扰，尤其当患者出现健忘的症状时，如忘记关掉加热器、煤气灶，或摔倒时没有及时得到帮助。此外，忘记吃饭或洗漱会导致健康问题和疾病恶化，但这些是可以预防的。研究发现对这些事情进行提醒是很有效果的，尤其是当有照片、图表说明要做的事情时。我们可使用计时器来提醒患者用餐时间和其他重要的日常活动。自动关机设备也很适用，常见的设备还有水位警报器、烟雾警报器及个人报警器等。

以上这些事情应付起来似乎很难，因此你可能需要专业支持的介入来改善患者的病症及身体机能，并寻找需要的资源，通过有效的方式来实现这些改变。下一章将探讨保健专业人员在痴呆症的评估、处理及治疗方面的作用。痴呆症患者是否拥有较高的生活质量不仅与照料者的生活质量息息相关，还与监护者的生活质量息息相关。这种关系的核心在于有效的交流沟通，相互的尊重，目的都是最大化地提升身体机能。

第十一章　保健专业人士的作用

保健专业人士的一大优势在于他们能重点考虑你和你所爱之人的需求以及偏好，并据此作出周密、准确的评估，提供治疗方案和策略。评估内容着重于个人优势、未受损的能力，并以此为基础最大化地发挥身体机能。

本章主要讲述评估的过程及策略类型的制定。有时候，在提供现实可行的评估方面，专业人士是很有帮助的。他们能够根据实际情况评估目前以及后期症状加重后患者的能力范围和能力限制。这些因素是任何一个治疗方案都需要考虑的。

痴呆症患者通常对保健专业人士难以信赖并抱有怀疑

评估的核心在于沟通，要详细了解患者的病史，确保患者明白测试指示，并了解痴呆症患者的主观世界。然而，痴呆症患者往往对保健专业人士难以信赖并抱有怀疑。不信任的原因在于人们认为西方医学不能治疗痴呆症，而且保健专业人士需要进入患者家里。传统家庭甚至不愿谈论有关养老院及家庭护理的事情，因为他们认为这会让他们的父母觉得他们未能照顾好自己的家庭，未能实现他们的家庭责任。随着大脑疾病的发展，患者的思考力和理解力会受影响,因此他们经常会产生语言障碍,难以理解复杂的指示或解释。

保健专业人士应了解这些困难,将其纳入考虑范围,寻求沟通交流的方法。为确保患者能够理解,保健专业人士可采用多种方法,如每次只给出一个指令,减小患者的注意力分散,考虑患者产生疲劳以及精力不集中的时间,通过使用模型或插图更清楚地解释并传递疾病的治疗方案,更重要的是,要对患者的文化信仰表现出尊重和关心。这些都是发展患者和保健专业人士密切关系的基础因素,也是保健专业人士获得痴呆症患者的信任与配合最重要的部分。

痴呆症患者往往会抱怨他人,包括那些忽视决策结构和家庭照顾义务的保健专业人士,那些对患者大喊大叫、旁若无人地说话、不屑于向患者解释发生了什么的保健专业人士。当患者被像傻瓜一样对待时,或别人不听他们想说的话、假装知道显然不知道的事情并敷衍了事、不考虑他们的看法和恐惧时,患者都会感到很气恼。

可通过言语肯定或行为肯定让患者安心

可通过言语肯定或行为肯定让患者知道他们的心声是有人倾听的,行为肯定包括眼神交流和面部反应。还可以使用图表和模型来解释说明,这样保持与患者尽可能多的交流可以让患者安心。

除北京和上海这样的大城市,其他城市少有保健专业人士。但

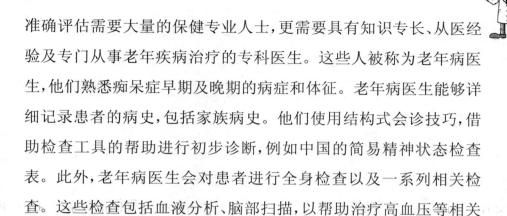

准确评估需要大量的保健专业人士，更需要具有知识专长、从医经验及专门从事老年疾病治疗的专科医生。这些人被称为老年病医生，他们熟悉痴呆症早期及晚期的病症和体征。老年病医生能够详细记录患者的病史，包括家族病史。他们使用结构式会诊技巧，借助检查工具的帮助进行初步诊断，例如中国的简易精神状态检查表。此外，老年病医生会对患者进行全身检查以及一系列相关检查。这些检查包括血液分析、脑部扫描，以帮助治疗高血压等相关疾病，或者排除感染、肿瘤、化学失衡等其他疾病或脑血流量减少等血管问题。

神经学家、神经心理学家应同专科医生密切合作，进行治疗

老年病医生会考虑疾病等物理因素，开处方药，设计治疗方案，其中可能涉及心理疗法。

这些专业人士需要关于患者脑功能不足的具体客观信息，包括这些不足是体现在记忆力、思考力还是判断力上。此外，他们还需要知道脑部机能的受损程度以及未受损的能力有哪些。关于如何获得这些信息，神经学家、神经心理学家受过专业培训，可同老年病医生密切合作，进行治疗。

神经心理学检查近几年开始得到发展，目前我们已经能够准确鉴别病症，确定一些认知障碍或意识障碍的原因。神经学家、神经

心理学家能够通过一系列测试的结果进行推测,确定认知损害的存在及严重程度、脑部受损的部位、行为结果以及患病过程。

触屏计算机检测使我们能够迅速检查一系列的认知能力,检测工作能够轻松完成,不会受患者疲倦程度的影响,还能够将被检测者的检测结果与数千份相同年龄、相同教育程度和相同性别患者的检测结果进行对比。我们能够了解到某一变化对于被检测者年龄段的人来说是否合理,如果有任何不合理的变化,我们能够确定脑部受损的部位、受损原因、行为结果以及可能的环境因素。

此外,我们需要进行一些心理健康问题测试,以了解这些问题是否正在导致痴呆症的症状恶化,或者是否是老年退行性疾病的结果。这些针对老年人的心理健康问题测试能让老年人轻松、准确地完成。

了解痴呆症患者生活中正在经历的事情同样重要。我们需要了解他们的生活方式和生活习惯,而且需要了解他们的病史及其他家庭成员是否患有其他疾病,因为有些疾病是会遗传的。

痴呆症患者往往不愿意见保健专业人士

我们需要了解患者的现有关系及生活压力,因为这些可能就是风险因素。此外还需弄清正在发生的事情、确定他们是否患有某种形式的痴呆症以及其他因素对情况的影响程度,这些也是必不可少的信息。

专业人士受过培训，能为病人的精神健康制定准确的测试，关注病人的需求，为其提供有帮助的反馈，以制定最好的决策。

交流沟通和发展密切关系的基本技巧能够让痴呆症患者（和你）在会诊过程中从始至终感到自己的参与是有价值的。这需要保健专业人士抽出时间来建立关系，理清病史，评估交流水平，进行缜密的评估和诊断，给出明白易懂的解释和指示。此外，还需要作好随时提前结束对话的准备，如果患者有明显焦虑或疲劳、难以配合完成对话的迹象，就应该提前结束对话，并且有必要重新安排时间相对较短的会诊。

在初次会诊中，专业人士应向患者及其家人介绍自己，要使用尊重性的语言。同时要注意到患者家属更倾向于从自己的角度出发作决定，而不是从痴呆症患者的角度。此外，在会诊过程中，患者的家人和监护人应在场。

我们可以确定机能是否在正常衰老的范围内

定下交流的基准之后，保健专业人士应当继续认真地进行会诊，以确保初次会诊结果的准确性。如果认为病人没有足够的认知能力或言语技能，保健专业人士会问在场的家人一些问题，以确保获得准确的病史和症状信息。

同痴呆症患者交谈时，为了让他们理解得更加清楚，为了获取的信息更加准确，也为了对他们的利益表示关心，建议采取以下几

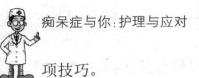

项技巧。

在向病人和其家人提问时，应使用简单准确并清晰易懂的语言，避免使用医学行话。提问后要适当停顿，以提供给患者足够的反应时间。使用图表、具体事例、比喻、符号和手势来解释信息，使意思表达得更加明白清晰。强调、重复、时常确认是否每个人都理解以及简述其回答，确保每个人都对所给建议感到满意。

时常向患者家人及照料者反馈，以确保他们在会诊中的重要性。他们的感受是需要考虑的，忽视他们的参与或提出的问题会让他们感到沮丧。如果年长的家属听不太懂普通话，就需要花时间让其他人来解释。家属往往对决策有很大的影响，因此家属的参与和理解对于获取最好的结果是至关重要的。

由于种种原因，中国许多年长的痴呆症患者往往不愿见保健专业人士。他们不愿尽早就医采取有效措施的一个重要原因在于害怕查出更糟糕的结果。他们不愿讨论死亡及治疗问题，因为他们认为讨论这些是在蔑视命运，会加速死亡进程。

痴呆症的确诊是一个复杂的问题

痴呆症的确诊是一个复杂的问题，主要因为存在许多同痴呆症相像的症状。检查能够避免不必要的担忧，如果个人能够寻求及早的治疗，避免耽误病情，对于治疗效果大有裨益。

检查结果能表明患者是否患有特定类型的痴呆症。如果变化很突然,可能是血管性痴呆症,这是因为大脑特定部位供血不足或无供血导致的特定问题。在早期,一些症状是很明显的,比如失去方向感,不知道自己在哪,忘记关煤气灶、加热器等,重复做一件事,感觉障碍、运动失调和眼前发黑等其他问题。

如果你关爱之人中有人出现了这些症状,你应该将其送往附近医院的急诊科。因为这可能是中风的征兆,需要立即进行治疗,以防进一步的脑部损伤。如果症状相对轻微,并且已经有一段时间了,应该找全科医生,再转专科医生,进行全面检查,包括血液检查和脑部扫描,以检查是否存在肿瘤、轻微中风、头部创伤或其他影响脑部特殊部位的问题。55 岁以下的人很可能是这种情况,因为痴呆症在年轻人中很少见,尽管如今痴呆症群体较之以往更为年轻。如果某个年轻人出现了智能减退的症状,可能是运动神经元疾病导致的,该病也能影响思考力和记忆力,不只限于运动功能的损伤。如果脑部扫描没有显示出这些迹象中的任何一种,那么可能是患上了某一种类型的痴呆症,比如阿尔茨海默症。由于痴呆症发病通常是一个渐进性的过程,或许只有表现出更多的严重症状时才会注意到。

我们也会遇到无法处理的情况

尽早地寻求专业帮助会在很大程度上减少你对疾病的恐惧。很多时候阻碍我们作出行动的是对未知的恐惧，而找到问题所在会让你和你爱的人不再恐惧，恢复正常的心理状态，采取行动并摈弃恐惧。

尽管我们坚信尽力照顾年迈的父母是我们的责任，但是病情恶化可能会让我们手足无措、进退两难。希望在病情过重、无力回天之前，患者和健康专家已经想好了应对措施。我会在下一章回答相关问题，并提供可行的方案。

第十二章　当我们无法解决问题时,
应寻求援助并寻找新策略

痴呆症会随时间逐步加重,患者的记忆力会日渐衰退,直至无法认出所爱的人。其他一些问题也会逐渐显露,比如语言能力、方向感、逻辑思维能力减弱,攻击性、易怒情绪增强,出现令人困扰的行为等。

当护理者的责任过重时,他们很难接受这份责任

虽然我们可能以伴侣、兄弟姐妹或者子女的身份照顾痴呆症患者长达数年,但是到了某一阶段,责任会变得过重,超出我们的承受范围。当我们意识到自己无能为力时,会难以接受这一事实,并感到压抑,认为自己在心爱的人脆弱之时无法给予帮助而让他们失望。也是在这种时候,家庭内部会因责任分担问题陷入争吵,随之而来的是强烈的羞耻感和内疚感。争吵通常围绕以下问题:"为什么照顾者不能一直照顾他?""我们原本说好了我们会一直照料他,不让他在家中死去。""谁付钱?""遗产怎么分配?""我们好像并没有照顾他,而是抛弃了他!"

91

通常，当一个人不再每天照顾中期或晚期痴呆症患者的时候，他并不能意识到相应的身体和心理上的变化。全职看护意味着将会面对所爱的人不再出现在自己面前的现实，这时的他与往常不同，可能变得或愤怒或冷漠，或好辩或心灵受创。在摆脱了持续的恐惧和责任之后，他对于自己和周围人来说都会构成危险。

最重要的是，持续保持警惕意味着生活暂时处于停滞状态，放弃了责任、义务与快乐。作为护理者，有时候你会迫不得已而拒绝你的伴侣、朋友和子女。

护理者通常是妻子或女儿

虽然有时候我们需要找他人帮忙照看痴呆症患者，但是不一定能找到帮手。照顾痴呆症患者的担子通常落在了患者的妻子、独生子或女儿身上，儿子们和兄弟们认为这并不是他们的责任。当需要为此付出金钱或其他资源的时候，这个问题变得尤为明显。

事实上，中国的非官方保障体系正在瓦解。而在其他国家，比如日本、新加坡和韩国，非官方保障机构正在积极地适应社会变化。在亚洲，老龄化导致健康状况下降，退休时间延迟，老年人在家庭和社会中的地位下降。随着老年人数量的增加、比例的增大，国家政府愈加关注对他们的补给程度。公共政策的难点在于有效评估家庭护理体系的可行性，并设计出有效方案作为家庭的支持或补充。一些国家已经采取了这种政策。中国政府最近对《中华人民共和国老年人权益保障法》作出了大幅度调整。修订案要求，国家和社会需改善各种制度以保护老年人的权利，并逐步提升老年人的健康安全状况以及适应社会发展的能力，保障老年人在医疗、教育和娱乐方面的权利，使他们老有所依。

随着老龄人口的增多，子女照顾父母的难度加大，为老年人提供退休金和医疗基金成为了中国社会的新生问题。

《中华人民共和国老年人权益保障法》修订之后，中国需要建立一个多层次的社会保障体系，逐步加强对老年人的保护。这项政策还有很大的完善空间，该问题在农村地区尤为明显。

北京已经在城区实施了专门为护理者提供帮助和救济的项目，一些救济由政府资助的项目提供。在日本等一些国家，地方政府会尽可能提供较多的日托项目，在保障患者安全的基础上提高他们的生活质量。这样，护理者就有时间去购物，照顾其他有需要的人，并有一些时间供自己支配。

一些家庭护理，如做家务、购物、维修工作也得到了资助。大多数项目的救济力是有限的，只针对某些人提供救济，尤其是针对身为主要照顾者的老年配偶。每年护理者都会有一定天数的休息时间，在这段时间里，他们可以重整旗鼓，恢复精力。

短期护理使护理者重整旗鼓，恢复精力

因此，一些家庭转而依靠政府或私营家庭护理基金取得支持。这些支持可以是每周一次的购物，打扫卫生，做饭，管理花园，家居维护，或者仅仅是使痴呆症患者有事可做，也可以是全天为患者进行价值800元的专业护理。未经培训的人也可以成为护理者，他们的房租与雇佣者付给他们的工资相抵消。

在澳大利亚，联邦政府会提供一系列的社区护理服务，从而帮助残疾人在家中独立生活，并尽可能地提高他们的生活质量。这些计划的实施对很多需要家庭护理的人产生了极大的影响，大大减少了国家在老年人方面的支出。更重要的是，这些计划使得相关人群可以在家中独立生活得更久，有利于持续提高他们的生活质量。

以下信息摘自联邦政府健康与高龄事务厅（Commonwealth Department of Health and Ageing）网站。欲了解更多信息，可联系该厅。

有相关需要的人和提供社区护理服务的人可以从联邦短期护理与服务中心（Commonwealth Respite and Carelink Centres）得到相关信息。中心会提供免费信息，帮助人们了解社区对老年人和残疾人的援助以及在澳洲任何地方所能得到的其他支持。

老年人护理评估组对一系列服务进行评估

联邦短期护理与服务中心让人们可以联系到老年人护理评估组,从而确定适合为老年人提供相关服务的人选,并决定这些老年人是继续待在家中还是进入疗养院或招待所等老年护理机构。

其他服务会免费提供相关信息,评估老年人的需要,并帮助他们获得一些能够帮他们继续在家中生活的服务。在护理者需要短期休息或患者需要额外护理的时候,短期服务会为老年人和残疾人提供帮助。

社区护理服务包括两个项目:社区老年人一揽子护理服务(Community Aged Care Packages(CACPs))为需要私人护理、家居服务和类似服务的人提供低水平的老年人家庭护理;老年人一揽子家庭护理扩展服务(Extended Aged Care at Home(EACH)Packages)为有更多需求的人提供高水平的服务。

专为痴呆症患者提供的项目包括老年痴呆一揽子家庭护理扩展服务(Extended Aged Care at Home Dementia(EACHD)Packages)。这些服务为社区护理群体中最需要帮助的人提供高水平的护理服务。通常,这些人会因为患有痴呆症而出现身体或心理方面的症状,进而影响日常生活。

老年人精神科监护室(Psychogeriatric Care Units(PCUs))为养老院员工和家中护理者提供培训,帮助他们更好地护理痴呆症患者

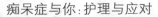

和其他困难人群。国家自控管理战略（The National Continence Management Strategy）也采取了一系列措施帮助失禁症患者。

许多国家不提供这些服务

另外，日疗中心项目（Day Therapy Center Program）能够为老年人和残疾人提供一系列服务，老年人护理与住房援助（Assistance with Care and Housing for the Aged（ACHA））项目能够为一些有经济困难的老人提供援助，如租房居住或因无家可归而无法得到社区护理和住宿的老年人。

联邦政府资助的退休村民护理一揽子服务（Retirement Villages Care Packages）关注点在于退休的乡村居民。他们需要额外的老年人护理服务来帮他们尽可能活得更长久。

除了政府项目以外，私营老年人护理服务每天可以提供两小时至二十四小时的服务，服务的范围很广，私人卫生、家居协助、购物、做饭、外出、陪伴、社交、护理和保守治疗等所需的照料都在该服务的范围之内。如果支付得起这种服务，人们将享受更长久舒适的家中生活，并且可以减轻家庭负担，避免过早进入疗养院。

如果家产可以变卖并用来支付居住的房屋单元，退休村内的私营居所是一个可行的选择。这种选择十分适合老年夫妇，因为护理者不仅可以为自己的另一半提供帮助，也可以保持自己的独立性和尊严。

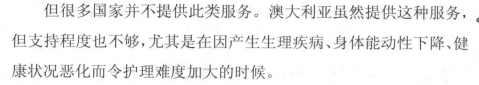

但很多国家并不提供此类服务。澳大利亚虽然提供这种服务,但支持程度也不够,尤其是在因产生生理疾病、身体能动性下降、健康状况恶化而令护理难度加大的时候。

进入养老院或者全天进行家庭护理依然是可行的选择,但一个重要问题就是花销。澳大利亚的低收入人群可以选择政府资助的招待所或养老院。

许多人只需要很少的帮助,他们可以照顾自己

私营疗养院的费用高达上万元,这意味着患者不得不变卖其家产。但即便变卖了家产,日常开销对他们来说依旧十分沉重。

一种新型的解决方法是为痴呆症患者建立日托中心,为他们提供能够缓解病症、提高身体机能的项目。这为痴呆症患者的家人提供了另一种选择,就是让痴呆症患者(不论是父母还是伴侣)在日托中心得到护理,这样家中的护理者便可以进行工作或其他活动,而不是全天候地照顾他们。

这种方式将为痴呆症患者提供高质量的日间护理,通过专门的成熟项目改善患者的健康状况,从而减轻家属负担。

这将十分吸引难以为患病的父母或伴侣提供护理的家庭,这些患者往往身体比较健康,但如果缺少足够的看护就会出现安全问题。

人们认为老年人日托中心提供的是短期方案,目标人群是正在

为将来的护理工作感到担忧或现阶段正在雇人进行家庭护理的约 5 万澳大利亚群众。痴呆症患者的人数大概是 300600 人（预计该数字 2050 年将达到 1130000），其中有大约 85000 人可以照顾自己，或只需要来自亲属的少许帮助，大约 52000 人享有一定程度的以家庭服务为主的社区护理，大约 90000 人因严重的健康问题在接受家庭护理。

人们对快速增长的健康护理费用感到担心

日托中心能给社区和家庭带来诸多好处，因此比传统的家庭护理项目更为高级，它能给痴呆症患者带来更好的护理效果。如果没有日托中心，患者可能暂时或永久地和家人分居两地，这对于家属和患者来说都很痛苦。

人们对快速增长的健康护理费用感到担心，因此对自己和社区提供的护理更为关注。

家庭帮扶在一定程度上缩小了家中非正式护理（联邦政府为护理者提供一定的补贴）和家庭护理的差别，家庭帮扶很多是私营的，也有一部分是志愿者做的。在澳大利亚，把家人护理者替换成需支付工资的护理者所需的费用大约是每年 55 亿美元。

家庭帮扶的想法与一个理念具有很高的一致性，那就是尽可能使患者在家中生活，护理者在进行工作或其他活动的同时可以保障痴呆症患者的安全。比起家庭护理，这是一种更划算的方式，它为人们提供家庭服务,比间断性的短期护理更为实用。

然而,目前日托中心几乎没有任何指导原则或最优实践协议,当前仅有极少的日托中心,且无法提供足够的专业护理人员来对患者进行护理。

日托中心应提供人性化护理

日托中心需要进行人员培训,发展管理痴呆症患者的新模式,开发能够延缓病情发展的新项目,教导患者采取策略,使其独立性和安全性达到最大化。

另外,日托中心会为护理者和患者家属提供心理帮助和相关课程,帮助他们解决因照顾痴呆症患者而出现的重大心理问题。照顾患者是一个令人费心的过程,耗时长,常常使人感到孤独和困惑,容易引起抑郁和高度焦虑。人们发现最难处理的情况是为患精神疾病的痴呆症患者提供服务,他们通常难以排解伴侣离世所带来的痛苦。

这个项目的目标是为患有痴呆症(尤其是痴呆症)和相关心理、社会问题并发症的患者提供评估、管理和治疗,维护他们的权利和尊严,告知患者家属该疾病的本质,为他们提供服务,解决因照顾患病的父母或伴侣而出现的心理问题,并提供及时的、个性化的治疗。此项目的理念是(除老年人护理评估组根据需求获取政府资金以外)通过全面的评估发展分层项目,将人员从低强度护理转向高强度护理，为初期痴呆症患者提供自我护理项目，为中期和晚期痴呆症患者提供咨询服务和有组织的活动，以提高其生活质量，满足其家属的期望。

护理者发现他们的空余时间大大减少

老年人日托中心能够为特定的痴呆症患者人群提供服务。虽然患者所需的直接帮助程度不同，但他们仍因患有各种病症而需要持续的监护。他们在家中得到亲属的护理，有时也会接受家庭护理。但是护理者的工作时间、空余时间以及对其他家庭成员的关怀会因此而大大减少。如果有足够的经济支持，使用日托项目无疑是最好的选择。

虽然一些日托中心（短期服务中心）得到了政府短期服务与护理中心的资助，但是其提供的服务良莠不齐，造成这种情况的主要原因是它们缺少关于员工比例以及培训、项目发展的指导方针。据预测，患有痴呆症以及痴呆症的人数会在未来大幅度增长，这将造成相关服务人员严重短缺。这个项目仍然无法满足一些需求，但患者及其家属强烈希望可以尽可能晚地使用家庭护理，因为那样会节约约 9 亿元的工资。

老年人日托中心开发了新的需求领域，在此之前，这种需求还没能被普遍满足过。我们可以把老年人日托中心看作家庭护理和全职居家护理之间的过渡。家庭护理和居家护理所需护理人员和病人的比例约为 1∶1，而老年人日托中心仅为 1∶10~1∶5。

在老年人日托中心的开发中，对疾病所需护理等级的评估是必不可少的，这种评估建立在疾病的生物、心理、社会等方面的具体情况上。一方面，有些病人只有轻微的健康问题或活动问题，能自己完成某些需要监管的活动，没必要对他们进行大量监管；另一方面，中晚期痴呆症患者需要细致的护理、严密的监管以及护理人员投入心思的照顾。

她终于把母亲送进了养老院

评估的结果会决定患者所需的护理强度、护理人员的人数和所需的训练。病人所需的护理等级会决定自己分配到怎样的护理人员，但如果情况超出了护理人员的能力，患者会被建议进入家庭式疗养所居住。

但现在老年人日托中心已经终止运行，因为患者普遍病情加重，中心难以满足他们的护理需求。究竟什么时候把患者送进养老院？最好在负担压垮每个人，因患者没完没了的要求而使护理人员濒临崩溃，无法切身提供支持，或者牺牲了太多家庭成员的利益之前作出决定。

大小便失禁、有其他严重疾病、无法自己下床、出现攻击性或失当行为、神志恍惚或走失，这些都暗示着病人已经到了被送进养老院的时候。但愿在这种情况出现以前，相关人员已经与患者及其家属进行过相关谈话，使所有人都有一定的认识和准备。在尽己所能照料家人一段时间后，你很难选择放弃，即使你痛下了决心，挫败感和内疚感也会将你吞没，你甚至会觉得因为自己放弃了责任，别人会对自己横加指责。

我曾咨询过一位来自希腊的女士，她已经照顾了母亲七年。每天她都得早早起床，开一个小时车到母亲家，帮母亲洗澡、穿衣和吃早饭，还雇了护工白天陪着母亲。作为训练员，在经过一整天的工作后，她还要开车去母亲家照看母亲吃晚餐，帮母亲收拾床铺并陪她入睡。她回到自己家往往是晚上 8 点以后了。

新的护理方式已经出现

她来见我时已经备受压力和焦虑的折磨。婚姻状况不断恶化，她即使担心自己年龄太大，现在也没法要孩子。她的丈夫尽管表示理解，却没充分支持她。她的两个哥哥甚至把责任全都推卸给她。这些都让她十分恼火。而最让她忧心的是她最终还是把母亲送进了私人疗养院。曾经绝不会对母亲这么做的承诺变成了罪恶感折磨着她。母亲再也无法作为她的良师益友陪伴她，无力感与悲痛也使她痛苦不堪。我做了她几周的工作，又和夫妻俩交谈了几周，以帮她找到合适的解决方案。

在澳大利亚，是由老年护理评估小组来决定和这位女士的母亲有同样状况的病人需要怎样的服务。最终患者可能是在高等护理机构接受护理,也可能是在低等护理机构接受护理。日常护理和膳宿费用会因收入和资产不同而产生差异。

高等护理机构可能不需缴纳任何膳宿费用。政府目前正在对护理条例重新进行审视,根本性的变革指日可待。在变革中,重点将被放在保证所有有需求的人都能得到服务,并拥有更多的选择。这意味着中老年痴呆症患者可以享受专业护理,而且可以在不同类型的护理间平稳过渡。可以肯定的是,随着需要护理的老人越来越多,用户需为服务承担的资金也会越来越高。

尊重患者的尊严并提高其生活质量

对可行的选择、患者的负担能力及痴呆症患者需求的满足程度的考虑十分重要。需要考虑的因素非常多——员工的态度、隐私性、舒适度、护理水平、来访者的舒适度与便利度、对建议的接受程度、就医问题、病历记录、外出休闲、医药与专业护理问题、紧急安排、各种费用都能被合理收取等。

最近护理模式有了新发展。一系列残疾服务的干预措施经过调整,已经可以应用于为痴呆症患者展开的创新项目。对残疾患者的关注使人们开始关注这一群体的权利。痴呆症患者的权利同样得到了重视,人们开始意识到痴呆症患者日趋年轻化的问题。患者被送往养老院而后被人们遗忘的状况已经成为历史。

不同程度的痴呆症患者有相应的其他护理模式,这些模式强调

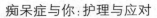

病人与社会的联系，例如美国的跨代学习项目与当地社区展开的独立生活项目（该项目包括小型群体家庭的建立，旨在维护患者的尊严，提高他们的生活质量），就很好地体现了这种联系。

下一章会提到痴呆症患者的生活质量问题。长寿、富有和有权有势是一回事，而在患有痴呆症的情况下拥有高的生活质量是另一回事，这截然不同。

第十三章　生活质量与痴呆症患者的生活

由于包含了很多涉及现实、历史、社会和道德的复杂问题，提高生活质量成为一个棘手的难题。对于痴呆症患者来说，高质量的生活遥遥无期。痴呆症无疑是一种绝症，令人恐惧，剥夺人的行动能力且使人被疏远。对于年龄较大的痴呆症患者来说，由于疾病和感觉缺失阻碍了他们的日常活动，高品质的生活变得不再现实。但毋庸置疑，社会还是在尽可能提高痴呆症患者的生活质量。任何在养老院工作或探访过的人都知道，那里既可以是最悲惨无望的地方，也可以是"医院中最幸福的病房"。

关注的焦点应该转移到痴呆症患者的需求上

直到最近，痴呆症患者的生活质量才开始被人们关注。此前，无论是护理服务还是护理相关条例，都倾向于护理者。当照料者无法继续看护，或不能自理的患者没有得到看护或社区的照顾时，养老院会接手照顾患者；日托服务（也称为临时看护）满足的是照料者的需求，使照料者的状况得到改善。在这些情况下，进入养老院的患者生活质量可能会提高，但养老院本身并不会在这方面下功夫。养老院通常照看的是无人照顾的患者；日托服务是在保证患者安全的前提下，让承受重担的照料者通过交费得到休息。在患者生命的尽头，采取临终关怀力争将患者的痛苦最小化，无论患者本身是否关注生活质量。这一想法现在得到了人们的认可，人们设计项目以满足患者的需求，而非他人的需求。

尽管照料者的需求很重要，但关注重点还是应该转移到提高痴呆症患者的生活质量上来。护理的目标不应是仅仅使患者免受疼痛和生存的困扰，更应该让患者快乐、满足地生活。在患者得到满足的同时，照料者的需求往往也能得到满足。人们也很有可能因此觉得良好的生活品质不仅重要，而且是有望实现的。照料者会因此得到鼓舞，更积极地投入对年迈亲人的照顾中。悲伤、沮丧的氛围不会鼓励照料者的参与，反而会使他们认为只要亲人在养老院中安全，他们的责任就履行了，因此很少有人去养老院看望他们的亲人。老人的寂寞要靠经常性的探望来驱散，否则就只能通过护理员的关照来减弱，而这种减弱只能是部分的。经常性的探望会使患者脸上更多地挂满笑容，与人侃侃而谈。但可悲的是，他们盼到的探访者往往不是他们的亲人，但这也是他们在日复一日的等待中能够看到的为数不多的几张笑脸之一。

提高看护者的生活质量与提高患者的生活质量息息相关

提高了生活质量的养老院和日托项目可以有效缓解患者的情绪，让患者从悲伤和疲倦中走向幸福和快乐，从而增强身体机能。这将惠及包括照料者在内的所有人。研究表明，提高照料者的生活质量有助于提高痴呆症患者的生活质量，反之亦然。同理，照料者的负担越大，生活质量越低，患者的生活质量也越低。

我们所说的生活质量指什么，我们如何定义它？对于丧失语言功能、无法交谈的人来说，对于无法记起自己早晨做过什么的人来说，生活质量又指什么？如何衡量生活质量，又怎么确定我们的行为是否让生活质量有所提高？

科学家发现，对于痴呆症患者来说，生活质量与年龄、教育程度以及性别都没有关系。洞察力、认知功能水平与痴呆症严重程度的差异也不一定会导致生活质量不同。抑郁水平才是和生活质量联系最紧密的因素。除了抑郁水平外，照料者的生活质量也与患者的生活质量紧密联系——患者的生活品质越高，照料者的生活品质也就越高。

焦虑会影响生活质量

正如上文认为抑郁水平和生活质量息息相关那样，当到一个地方时，我们总会把当地居民的快乐和充实感等同于生活质量。然而，当我们更科学地解释两者之间的关系时，问题就复杂了，毕竟对生活质量的研究总是离不开相矛盾的概念、定义、衡量标准、模式与理论，没有定论。尽管缺乏统一的认识，心理学家们还是设计了许多仪器来衡量与健康相关的生活品质，这些仪器已经应用于痴呆症领域。其中，衡量与抑郁相关的并发症就是一个良好的开端。这项研究的结果表明抑郁程度与生活质量息息相关。

研究表明，在 30% 到 40% 的情况下，抑郁与认知水平不佳相关，也与罹患痴呆症的风险增加有关。然而，很明显，在大多数情况下，抑郁症都出现在痴呆症之后，而非之前。

那么抑郁症究竟是痴呆症的诱因、症状，还是患者的需求被忽视的结果？痴呆症患者经常会表现出淡漠。在一个患者群中，13%出现了抑郁症状，而 64% 出现了感情淡漠问题。

感情淡漠是抑郁症的一个症状还是一个需要单独考虑的病症？这点至今尚不清楚，但我们可以肯定的是，至少一部分抑郁症是由周围环境引起的：缺乏爱与照顾；失去了亲人与朋友；身体功能出现障碍；失去希望；放弃以及与绝症作斗争等。心理学家在治疗这种抑郁症时可以采用反应性抑郁症的治疗方法。但治疗抑郁症与提高生活质量可以一概而论吗？我们是在衡量与提高生活质量（可能等同于情绪抑郁）吗？我们是在解决健康问题（抑郁症）吗？事实上，认知行为治疗（CBT）与长期使用抗抑郁药物在治疗老年抑郁症方面收效甚微。

疗养院里多达 87% 的患者在服用抗精神病药物

有人认为，从抑郁症着手并不是衡量生活质量与治疗有效性唯一的方法。事实上，焦虑水平也能反映生活质量。老年焦虑与感情淡漠可能是神经通路的变化导致的。

行为、心理障碍与照料者的生活质量下降有关。据报道，为解决这一问题，疗养院里 30%~87% 的患者在服用可减少幻觉与攻击性的抗精神病药物。然而，这些药物加重了痴呆症患者的病情，通过过度使用这些药物来减少护理无异于虐待。研究表明，转向以人为本的护理模式并改变生活环境可以更有效地减少行为和心理问题。

在进行洗澡、穿衣和喂饭这些例行工作时，简单的改变，例如转向以人为本的护理模式可以舒缓患者的激动情绪、减少其攻击性与不适感；同时采用多感知刺激房间与童年记忆框等干预手段，可以改善情绪激动、攻击性、情绪低落与感情淡漠问题。以人为本的护理环境应该包括对日常惯例活动的灵活处理，努力找出患者想要做和需要做的事并积极作出反应，还可以提供积极的活动，如跳舞、唱歌和玩游戏，但不能强制患者参与或作出改变。

充满关怀的环境需要灵活处理日常活动

何为生活质量？生活质量的高低等同于在一系列选项中作选择能力的强弱。这种能力涉及两个方面。

第一，选项的两个方面——谁提供选项，谁作出选择——都不应该被限制或被强加。但在现实中，被优先考虑的往往是照料者的生活质量，而且选项也受照料者的需求限制。即使强加的选项是出于善意的，老人也可能并不想作出改变，为了继续自己想进行的一部分活动，他们不得不有意减少活动。

第二，痴呆症患者可以根据选项作出有效的选择。然而，对痴呆症患者来说，认知能力下降可能会降低他们的识别能力，使他们无法作出使利益最大化的选择。例如享受快乐的能力。虽然他们知道等待是为了获得更好的结果，但通常没那份耐心。通常在后期，他们表达一系列选择的能力会严重下降，更别说有效辨别的能力了。

因此，什么重要？我们怎么知道该怎么做？我们做的什么有用呢？无论我们的行为在自己看来多么体贴，它们都是主观的，我们并不知道老人怎么看待它们。

这种问题同样存在于新生儿护理方面。与之类似，语言无法传递信息，除了偶尔识别出的微笑，记忆也无济于事。

110

痴呆症，家庭难承之重

　　我们需要做的是关心他们，给予他们微笑、拥抱，同他们闲聊或者是仅仅陪在他们身边。我们如何知道这些是否奏效呢？病人的肢体语言、笑容、满足的表情、安宁的睡眠以及表现出的兴趣都可以告诉我们答案。如果孩子生病了，我们不会选择治疗的方式来提高他们的生活质量。我们理所当然地认为，让成长中的孩子过上最好的生活是我们的职责。但为什么我们不能以同样的方式对待老人呢？

　　尽管我们已经竭尽所能，但对很多家庭而言，痴呆症已是板上钉钉的事实。在克服和处理这些困难时，他们会面临极大的挑战。

　　下一章将论述可能影响痴呆症患者或其家庭的法律问题，并探讨如何解决这些问题才能保护相关人员的权益。随着病情的恶化和心理过程（记忆、部署等脑功能）的衰退，痴呆症会出现更多棘手的问题。下一章将针对这些问题提出实用的解决方案。

第十四章　法律问题，尽量谈论

对痴呆症患者而言，自我决策能力的严重退化是不可避免的。这些决策与医疗保健，他们的生活、经济及法律状况等事务都紧密相连。这些事务可以通过多种途径处理——可以由你和你的家庭作出非正式的安排，也可以是正规的法律程序。问题在于，当寻求法律保护更为明智或不得不寻求法律保护时，我们应当把事情托付给信任的家属，还是托付给国家指定的人员？对于早期的痴呆症患者而言，这个答案很简单。患者应立即作出安排，否则就为时太晚了。

在法律文件中明确你的意愿

对老年人来说，一旦确定了自己遗嘱的执行负责人和可信的具体操作者，当务之急就是留下具有法律约束力的遗嘱。然而，遗嘱必须在不违背法律的前提下执行，遗嘱的执行负责人只能执行遗嘱中不违背法律的指示。律师可以帮助遗嘱订立者决定最适合执行遗嘱的人，这可以在正式签署的法律文件中阐明。此外，还要对遗嘱订立者的财务状况、感知需求和最佳利益进行真实的评估。

一份具有法律效力的高级护理指示非常有帮助。对医疗团队

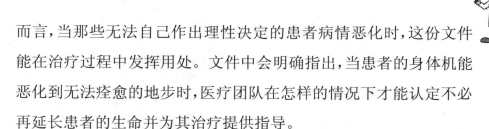

而言,当那些无法自己作出理性决定的患者病情恶化时,这份文件能在治疗过程中发挥用处。文件中会明确指出,当患者的身体机能恶化到无法痊愈的地步时,医疗团队在怎样的情况下才能认定不必再延长患者的生命并为其治疗提供指导。

对于失去决策能力和自立能力的人,虽然许多国家都制订了类似的法律模式保护他们的权利,但执行过程和运行机制大不相同。在代表痴呆症患者或残疾人作决定及法定监护人方面,每个国家和州都有不同的立法进行规定。

在中国, 1996 年的《中华人民共和国老年人权益保障法》未能充分保护老年人的权利。然而,在中央政府从根本上进行了更正并于 2013 年 7 月开始生效的修订版中,出现了对老人进行社会关怀和法律保护的内容。尽管如此,由于中国自古以来由家庭照顾老人的传统,当老年人变得年老体弱,迫于身心原因而不能处理自身事务和保护自身权利时,并没有官方来保护他们的权利。

我知道两个家庭向护理院寻求帮助的例子。一个是一位 103 岁高龄的妇女,居住在上海一家公立护理院——大部分护理院都是私立的,且价格高昂。她每月有一笔约 1000 元的退休金,但是护理院每月的价格高达 3000 元,家人便不得不支付余款。这笔费用涵盖了护理的方方面面,包括住宿(2~4 人一间)、三餐、药物以及她所需要的一切。如果家人无法负担这笔费用,患者就只能选择公立护理院中护理水平较低的床位,例如一位 83 岁的妇女孩子移居到了东部城市,她住在成都的一家护理院。这里的护理费用为每月

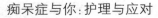

500~1240 元，尽管较低，但以她的退休金却依旧难以负担。这家护理院的基本服务包括个人护理、房间打扫、三餐、洗衣和基本的医疗护理，活动主要包括看电视、打麻将、下棋以及根据患者的健康状况和兴趣提供的多种多样的活动。这个护理院比较旧，条件也比较差，而且大部分员工都未受过培训。

向你所在国家的权威机构寻求具体建议，这一点非常重要

以我居住的城市新南威尔士为例来说明。我从新南威尔士的政府网站（www.publicguardian.justice.nsw.gov.au.）上收集了大量信息。

长期监护人不能作经济决定（应有专门负责人）。

患者应选定一位能够长期行使监护权的监护人来应对自己丧失决策能力的情况。

安乐死是不合法的

当患者还有决策能力时，他可以指示监护人作决定。

在长期监护下，如果你所爱之人的福利与生存状况出现了问题，任何涉及的人员——包括你和你的家人在内——都可以请求监护权仲裁署来审查对长期监护人的任命。仲裁署可以审查当前的

状况以及在听证会上作的任何协定。基于调查结果,仲裁署可以支持、更改、废除或延迟这一任命,甚至直接作出新的任命。

当患者去世、监护人辞职或者对监护人的任命被任命者(有决策能力)、监护权仲裁署、最高法院废除时,长期监护人协定终止。

在新南威尔士,如果患者移居别国,情况就大不相同了。监护人需要得到患者新居住地的监护权仲裁署的许可。

如果患者表达他们不想以这种方式活着,而是更希望得体地离开人世的意愿,那么是否继续延长患者的生命就成为了一个问题。目前,在所有司法系统中,安乐死都是非法的。无论对方处于正常情况还是罹患严重的痴呆症,对其实施安乐死都是绝对违法的,即使这种要求出自患者的遗嘱。没有人有权作出对他人实施安乐死的决定,即使他们认为这样是为了对方好,这种行为也是违法的。

具有法律权威的人能为痴呆症患者作决定

当患者被确诊无法作出可靠的判断时,如果他们想立一份遗嘱或作出会对他人产生影响的决定,他们的决策能力就必须被纳入考虑范围之内。毫无疑问,必须要有让法庭满意的切实证据来证明他们有能力作出这样的决定。在有些情况下,法律机构会指定一个人来为患者作决定。

如果痴呆症患者没有寻求法律指导并作出有关决定,且作为患者照料者的亲属又是利益相关方,很难决定何时寻求法律建议并作出会对患者的生活产生极大影响的决定。由于患者的任何决定都可能受到质疑,因此一个法定代表人必不可少。

1987 年的《监护法案》(新南威尔士)规定,可以指定一个人代表痴呆症患者作决定。但这种情况只在患者由于痴呆症或者残疾已经丧失有关个人或生活的决策能力时才会发生。此外,在财务或者地产方面,除非该被指定者已经被长期有效的法律授权书或者监护权仲裁署、精神健康审裁处指定为财务经理,否则无权作决定。

合法监护人可以根据痴呆症患者的健康状况和生活状况进行指定

在最近的一个案例中,一位女士向我咨询了关于她母亲的建议。她的母亲现在 80 多岁了,不会讲英语而且已经开始搞不清自己住在哪。出于母亲医生的建议和自己的顾虑(尤其是母亲给了专横的姐姐很多钱),她向仲裁署申请处理母亲的事务。仲裁署驳回了这一申请,因为她的母亲不同意这一指定,并且仲裁署认为她的母亲还有自理能力。她说后来她的母亲开始远离她,并控告她想偷自己的钱。这一行为对她的伤害非常大,因为她每天都看望母亲,带她逛街、散步、看医生,而包括她姐姐在内的其他家属几乎不来看望或帮助母亲。

一年以后,这位女士又来向我抱怨,声称她的姐姐已经把母亲的房子租了出去，并将租金据为己有。姐姐已经使租客相信了她有合法监护权。她的母亲开始没有发现租金被侵吞了，直到八个月的租金不翼而飞以后才意识到发生了什么。因为这位母亲是澳大利亚公民，而房子在中国，所以我认为找回被侵吞的租金非常困难，但是鉴于此事，她应该再次提请仲裁署改变决定，让她来照料母亲并保护母亲的权益。尽管事情已经发生了，但由于担心母亲的反应会像以前一样，给她造成巨大的伤害，她不愿意这样做。

在这种情况下，或者在没有合适的人可以被指定为监护人时，如果有足够的证据支持，仲裁署可以指定一名公共监护人。

当涉及健康状况或居住状况的问题时，可以指定合法监护人，当涉及财务事宜或法律事宜时需指定法定财产管理人，如公共受托人。

所有成年人都具有决策能力

法律通常认定，除因痴呆症或者其他的疾病、损伤影响了决策能力之外，所有超过 18 岁的成年人都有能力对自己的生活和事务作决定。但当患者的决策能力确实被影响时，需要其他人来帮他们作出决定。但如果其他人所作的决定没有真正考虑到患者的最佳利益，这些决定就要接受质疑。

按惯例来说，如果痴呆症患者没有对决定表示反对，他的家属和护工就可以合情合理地代表他对其生活中的大部分事务作出决定。如果各方达成一致，第三方就可以默认自己已经获得了痴呆症患者的许可。然而，如果第三方所作的决定会产生严重或不可挽回的后果，即使痴呆症患者没有提出反对，这些非正式的协议也要接受审查。

在与上述案例类似的情况下，可以指定一个外部法定监护人来保护痴呆症患者的权利。还有可能出现的情况有：护工和专业人士在护理方面发生争执；治疗有风险、在伦理上有争议或包含一些特殊的程序；法律要求具有法律效力的许可。这些都属于我们所说的可以指定外部法定监护人的情况。

每个国家和州在代表痴呆症和其他疾病患者作决定以及法定监护人的指定方面都有不同的立法。

委托权对于处理财务事宜非常有帮助

在新南威尔士，新州信托和监护机构能提供专业且独立的信托服务，包括订立遗嘱、处理死者的遗产、管理信托和委托权等。这同样是我从新南威尔士的政府网站上获取的信息，以下是网址：http://www.tag.nsw.gov.au/what-is-a-power-of-attorney.html。

许多患者都会准备遗嘱，却没有指定负责财务的律师，导致财务问题陷入不可挽回的困境。在人生规划中，委托权和订立遗嘱一样必不可少。指定某人担任律师会赋予该被指定人合法权利来代表痴呆症患者处理财务事宜。

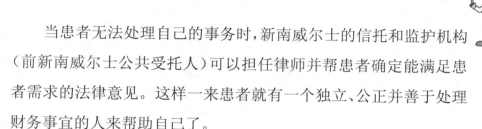

当患者无法处理自己的事务时，新南威尔士的信托和监护机构（前新南威尔士公共受托人）可以担任律师并帮患者确定能满足患者需求的法律意见。这样一来患者就有一个独立、公正并善于处理财务事宜的人来帮助自己了。

指定委托权可能是因为痴呆症患者不希望给家人或朋友带来处理自己财务事宜的负担和责任，也可能是因为患者发现家人或朋友没有管理财务的能力。痴呆症患者可能并不想每天都记录财务状况并保存，而希望把资金放在一个安全、由政府担保的账户中，不仅能获得利息也方便存取。

不要害怕寻求帮助

在澳大利亚，照料者和痴呆症患者都有权享受一系列福利。照料者能享受津贴、收入补偿（补偿金额取决于其收入和资产）、药物、房租、话费津贴、抚恤金和家庭支持。高龄优惠卡能带来更多福利服务，如特惠折扣、电费、救护服务、车辆登记等。

痴呆症患者当然想尽可能长久地自己履行自己的事务。但当这不可行时，我们需要知道到哪里寻求帮助。不要害怕寻求帮助。

致　　谢

　　在此，我想向启发并帮助我完成此书的 Leon Fink 给予的大力支持表示由衷的感谢。同时，我要向 Shelley Li 表示由衷的感谢，感谢她一直耐心地支持我的写作工作，一直坚信我的书会对痴呆症患者及其家属有所帮助。借此机会，我想感谢一直支持我的工作、阅读我的书并提出行之有效的建议的人们，他们是 Annie Li、Lyne De Salis、Dr. Penny Brabin、Dr. Barry Landa、Dr. David Hunt、Dr. David Jansen、Michael Manuel、Tom Greally、Chris Ozsywa 以及 Hon Kay Hull。中国的翻译和审校团队也给予了我巨大的帮助。首先要感谢简慧芳女士，她历时数月完成了本书前半部分的翻译工作。同时天津大学的师生们，包括翻译专业的硕士研究生同学们圆满地完成了本书剩余的翻译和审校工作，我谨在此表达我最诚挚的谢意，他们是杜宇飞、陈阳佳、李金秋、刘萌媛、张丽威、张诗婕、黄月婵、陈思、马阳阳以及王凯。最后我想感谢深受痴呆症、酒精中毒和脑损伤问题困扰的朋友，感谢他们对我的工作给予的大力支持，多年来，他们使我看到了巨大的勇气和毅力。

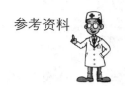

参考资料

Access Economics (2009). *Keeping Dementia Front of Mind: Incidence and Prevalence* 2009–2050. Alzheimer's Australia; Sydney.

Access Economics (2009). *Projections of Dementia Prevalence and Incidence in NSW.* Alzheimer's Australia; Sydney.

Alsop, D. C., Detre, J. A., & Grossman, M. (2000). Assessment of cerebral blood flow in Alzheimer's disease by spin-labeled magnetic resonance imaging. *Annals of Neurology*, Vol. 47(1), pp. 93–100. DOI: 10.1002/1531-8249(200001)47:1<93::AID-ANA15>3.0.CO;2–8.

Alzheimer's Association. Alzheimer's and diet.
http://evergreencottages.com/blog/.

Alzheimer's Association. Be heart smart.
http://www.alz.org/we_can_help_be_heart_smart.asp.

Alzheimer's Australia. Living with dementia.
www.alzheimers.org.au.

Alzforum. *Falling Dementia Rates in U.S., Europe Hint at Prevention Benefit.* Alzheimer's Association International Conference 2014. http://www.alzforum.org/news/conference-coverage/falling-dementia-rates-us-europe-hint-prevention-benefit.

Archer, J. (1999). *The Nature of Grief.* Rutledge; London.

Ashfield, J. (2008). *Taking Care of Yourself and Your Family.* Peacock; Adelaide.

Australian and New Zealand College of Anaesthetists and Faculty of Pain Management (2010). Acute Pain Management: Scientific Evidence. P. E. Macintyre, D. A. Scott, S. A. Schug, E. J. Visor, & S. M. Walker (Eds.), Australian and New Zealand College of Anaesthetists; Melbourne.

Bartenstein, P., Minoshima, S., Hirsch, C., Buch, K., Willoch, F., Mösch, D. & Kurz, A. (1997). Quantitative assessment of cerebral blood flow in patients with Alzheimer's disease by SPECT. *Journal of Nuclear Medicine: Official Publication, Society of Nuclear Medicine,* Vol. 38(7), pp. 1095–1101.

Bartholomew, A. (2012). *The Truth about Vitamins and Minerals:*

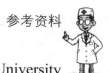

Choosing the Nutrients You Need to Stay Healthy. Harvard University Press: Boston.

Bell, R. D., & Zlokovic, B. V. (2009). Neurovascular mechanisms and blood–brain barrier disorder in Alzheimer's disease. *Acta Neuropathologica*, Vol. 118(1), pp. 103–113. DOI: 10.1007/s00401-009-0522-3.

Benerjee, S., Samsi, K., Petrie, C. D., Alvir, J. Treglia, M., Schwam, E. M., & del Valle, M. What do we know about quality of life in dementia? *International Journal of Geriatric Psychiatry*, 2009, Vol. 24, pp. 15–24.

Boeve, B. F., & Boxer, A. L. (2009). Dementia treatment. In *The Behavioural Neurology of Dementia.* (B. L. Miller & B. F. Boeve, Eds.). Cambridge; New York.

Cabot, S. (2005). Alzheimer's: What you must know to protect your brain and improve your memory. WHAS; Camden, Australia.

Chan K.Y., Wang W., Wu J.J., Liu L., Theodoratou E., Car J., Middleton L., Russ T.C., Deary I.J., Campbell H., Rudan I. Epidemiology of Alzheimer's disease and other forms of dementia in China, 1990-2010: a systematic review and analysis. *Lancet.* 2013 Jun 8;381(9882):2016-23. PubMed.

Chan, S., Chiu, H., Chien, W-T., Goggins, W., Thompson, D., Lam, L., & Hong, B. (2009). Predicting changes in the health-related quality of life of Chinese depressed older people. *International Journal of Geriatric Psychiatry*, 2009, Vol. 24, pp. 41–47.

Chester, R., & Bender, M. (2003). *Understanding Dementia.* Jessica Kingsley; London.

Christennsen, L., & Coltrera, F. (2014). *A Guide to Coping with Alzheimer' s Disease.* Harvard University Press; Boston.

Cohen-Mansfield, J. (2001). Managing agitation in elderly patients with dementia. *Geriatric Times*, Vol. II (3).

Cohen-Mansfield, J., & Biling, N. (1986). Agitated behaviour in the elderly. A conceptual review. *Journal of the American Geriatric Society,* Vol. 34(10), pp. 711–721.

Cohen-Mansfield, J., Marx, M. S., & Rosenthal, A. S. (1990). Dementia and agitation in nursing home residents: How are they related? *Psychology and Aging*, Vol. 5 (1), pp. 3–8.

Cohen-Mansfield, J., & Werner, P. (1995). Environmental influences on

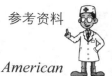

agitation: An integrative summary of an observational study. *American Journal of Alzheimer' s Disease and Other Dementias* 10(1):32–39.

Craig, A. H., Cummings, J. L., Fairbanks, L., Itti, L., Miller, B. L., Li, J., & Mena, I. (1996). Cerebral blood flow correlates of apathy in Alzheimer disease. *Archives of Neurology*, Vol. 53(11), p. 1116-1121.

Dacamay, E. Dementia: Five dietary guidelines to help manage symptoms.

http://leukemia-cll.blogspot.com.au/2009/08/dementia-five-dietary-guidelines-to.html.

Dai, W., Lopez, O. L., Carmichael, O. T., Becker, J. T., Kuller, L. H., & Gach, H. M. (2009). Mild cognitive impairment and Alzheimer disease: Patterns of altered cerebral blood flow at MR imaging. *Radiology*, Vol. 250(3), p. 856-864. DOI: 10.1148/radiol.2503080751.

de la Torre, J. C. (2010). Vascular risk factor detection and control may prevent Alzheimer' s disease. *Ageing Research Reviews*, Vol. 9(3), pp. 218–225.

de la Torre, J. C. (2012). A turning point for Alzheimer' s disease? *Biofactors*, Vol. 38(2), pp. 78–83. DOI: 10.1002/biof.200.

Dementia Collaborative Research Centres (2009). UNSW Newsletter. www.dementia.unsw.edu.au.

Department of Health and Ageing (2006). Dementia: The caring experience. Commonwealth of Australia; Canberra. www.ag.gov.au/cca.

Department of Health and Ageing (2006). Living with dementia. Commonwealth of Australia; Canberra. www.ag.gov.au/cca.

Ettema, T. P., Droes, R. M., Lange, J. D., Mellenbergh, G. J., & Ribbe, M. W. (2007). QUALIDEM development of a dementia-specific quality of life instrument—Validation. *International Journal of Geriatric Psychiatry*, 2007, Vol. 22 (5), pp. 424–430.

Feil, N. (1993). *The Validation Breakthrough: Simple Techniques for Communicating with People with Alzheimer' s-Type Dementia.* MacLennan & Petty; Sydney.

Gurland, B. J., & Gurland, R. V. (2009). The choices, choosing model of quality of life: Description and rationale. *International Journal of Geriatric Psychiatry*, 2009, Vol. 24, pp. 90–95.

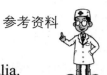

Halpern, G. (2000). *Ginko: A Practical Guide*. Penguin; Australia.

Hamilton-Craig, I. (2008). *Unclog Your Arteries: Prevent Heart Attack and Stroke and Live a Longer Healthier Life*. New Holland; Sydney.

Hebben, N., & Milberg, W. (2002). *Essentials of Neuropsychological Assessment*. John Wiley; New York.

Hodges, J. R. (2007). *Cognitive Assessment for Clinicians*. Oxford; New York.

House of Representatives Standing Committee on Health and Ageing. (2013). *Thinking Ahead: Report on the Enquiry into Dementia: Early Diagnosis and Intervention*. Commonwealth of Australia; Canberra.

Humpel, C. (2011). Chronic mild cerebrovascular dysfunction as a cause for Alzheimer's disease? *Experimental Gerontology*, Vol. 46(4), 225–232. DOI: 10.1016/j.exger.2010.11.032.

Humphrey, G. M., & Zimpfer, D. G. *Counselling for Grief and Bereavement*. Sage; London.

Hungerford, C. (2006). *Good Health in the 21st Century*. Scribe; Melbourne.

Iadecola, C. (2004). Neurovascular regulation in the normal brain and in Alzheimer's disease. *Nature Reviews Neuroscience*, Vol. 5(5), pp. 347–360. DOI:10.1038/nrn1387.

Kahle-Wrobleski, K., Corrado, M. M., & Kawas, C. H. (2009). Dementia and cognition in the olderst-old. In *The Behavioural Neurology of Dementia.* (B. L. Miller & B. F. Boeve, Eds.). Cambridge; New York.

Koopmans, R. T. C. M., van der Molen, M., Raats, M., & Ettema, T. P. (2009). Neuropsychiatric symptoms and quality of life in patients in the final phase of dementia. *International Journal of Geriatric Psychiatry*, 2009, Vol. 24, pp. 25–32.

Korczyn, A. D., & Halperin, I. (2009). Depression and dementia. *Journal of the Neurological Sciences*. Vol. 283(1–2), Aug. 2009, pp. 139–142.

Larner, A. J. (2008). *Neurophysiological Neurology*. Cambridge; New York.

Lennox, N., & Diggens, J. (Eds.) (1999). *Management Guidelines for People with Developmental and Intellectual Disabilities*. Therapeutic Guidelines; Melbourne.

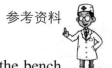

Lenze, E. J., & Wetherell, J. L. (2009). Bring the bedside to the bench and then to the community: A prospectus for intervention research in late-life anxiety disorders. *International Journal of Geriatric Psychiatry*, 2009, Vol. 24, pp. 1–14.

Lewis, M., & Lewis, G. (2007). *Dietary Supplements: Creating Expensive Urine or a key to Modern Medicine?* Lewins Publications; Auckland, NZ.

Liddel, B. J., Paul, R. H., Arns, M., Gordon, N., Kukla, M., & Rowe, D. (2007). Rates of decline distinguish Alzheimer's disease and mild cognitive impairment relative to normal aging: Integrating cognition and brain function. *Journal of Integrative Neuroscience*, Vol. 6 (1), pp. 141–174.

Liebling, A., & Cohen, L. (2006). *Thinking about Dementia.* Rutgers University Press; New Brunswick, NH, USA.

Lifestyle factors and risk of dementia.
http://www.mja.com.au/public/issues/184_02_160106/sim10682_fm.html.

Liu, J., Wang, L-N. and Tan, J-P. Dementia in China: Current status. *Neurology.*

http://www.neurology.org/content/81/12/1077.full.

Matsuda, H. (2001). Cerebral blood flow and metabolic abnormalities in Alzheimer's disease. *Annals of Nuclear Medicine*, Vol. 15(2), 85–92. DOI: 10.1007/BF02988596.

Miller, B. L., & Boeve, B. F., Eds. (2009). *The Behavioural Neurology of Dementia*. Cambridge; New York.

Miller, E. A., Schneider, L. S., & Rosenheck, R. A. (2009). Assessing the relationship between health utilities, quality of life and health services use in Alzheimer's disease. *International Journal of Geriatric Psychiatry*, 2009, Vol. 24, pp. 96–105.

Namazi, K. H., & Johnson, B. D. (1992). Pertinent autonomy for residents with dementias: Modification of the physical environment to enhance independence. *American Journal of Alzheimer's Disease and Related Disorders and Research*, Vol. 7(1), pp. 16–21.

Osiecki, H. *The Nutrient Bible, 9th Edition*. Bio Concepts; Eagle Farm, QLD.

Ponsford, J. (2002). *Traumatic Brain Injury: Rehabilitation for Every-*

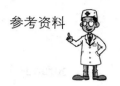
day Adaptive Living. Psychology Press: East Sussex.

Productivity Commission (2010). Caring for older Australians: A public inquiry into Australia's aged care arrangements. www.pc.gov.au/projects/inquiry/aged-care.

Scarmeas, N., Zarahn, E., Anderson, K. E., Habeck, C. G., Hilton, J., Flynn, J. & Stern, Y. (2003). Association of life activities with cerebral blood flow in Alzheimer disease: Implications for the cognitive reserve hypothesis. *Archives of Neurology,* Vol. 60(3), pp. 359–365. DOI:10.1001/archneur.60.3.359.

Schauss, A. G. (2009). *Acai from the Amazon.* Biosocial; Tacoma, WA, USA.

Smith, M. A., & Perry, G. (1995). Free radical damage, iron and Alzheimer's disease. *New England Journal of Medicine,* Vol. 134, pp. 92–94.

Starkstein, S. E., Sabe, L., Vázquez, S., Tesón, A., Petracca, G., Chemerinski, E. & Leiguarda, R. (1996). Neuropsychological, psychiatric, and cerebral blood flow findings in vascular dementia and Alzheimer's disease. *Stroke,* 27(3), 408–414.

Strand, R. D. (2009). *Bionutrition.* Health Concepts Publishing: Rapid City, SD, USA.

Strand, R. D., & Wallace, D. K. (2002). *What Your Doctor Doesn't Know about Nutritional Medicine.* Ray Strand Publishing; Erina, NSW.

US Department of Health and Human Services. (2009). Screening for dementia.
www.ahrq.gov/clinic/3rduspstf/dementia.

Venneri, A., Shanks, M. F., Staff, R. T., Pestell, S. J., Forbes, K. E., Gemmell, H. G., & Murray, A. D. (2002). Cerebral blood flow and cognitive responses to rivastigmine treatment in Alzheimer's disease. *Neuroreport*, Vol. 13(1), pp. 83–87.

Weil, A., Fox, S., & Stebner, M. (2012). *True Food: Seasonal, Sustainable, Simple, Pure.* Little, Brown & Co.; New York.

Wentz, M. (2004). *Invisible Miracles: The Revolution in Cellular Nutrition.* Medicis; South Carolina, USA.

Wilkinson, P., Adler, N., Juszczak, E., Matthews, H.& Merritt, C. (2009). A pilot randomised controlled trial of brief cognitive be-

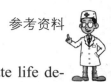

havioural group intervention to reduce recurrence rates in late life depression. *International Journal of Geriatric Psychiatry*, Vol. 24, pp. 68–75.

World Health Organisation. (2004). *Management of Mental Disorders*, Vol. 2, 4th Edition. World Health Organisation; Sydney.

World Health Organisation. (2014). *China: Improving home care for dementia patients.*
http://www.who.int/features/ 2014 /china- dementia-patients/en/.

Yaffe, K., & Barnes, D. E. (2009). Epidemiology and Risk factors. In *The Behavioural Neurology of Dementia.* (B. L. Miller & B. F. Boeve, Eds.). Cambridge; New York.

Yang G., Wang Y., Zeng Y., Gao G.F., Liang X., Zhou M., Wan X., Yu S., Jiang Y., Naghavi M., Vos T., Wang H., Lopez A.D., Murray C.J. Rapid health transition in China, 1990-2010: findings from the Global Burden of Disease Study 2010. *Lancet.* 2013 Jun 8;381(9882):1987-2015. PubMed.

Zafrilla, P. (2006). Oxidative stress in Alzheimer's patients in different stages of the disease. *Current Medical Chemistry*, Vol. 13 (9), pp. 1075–83.